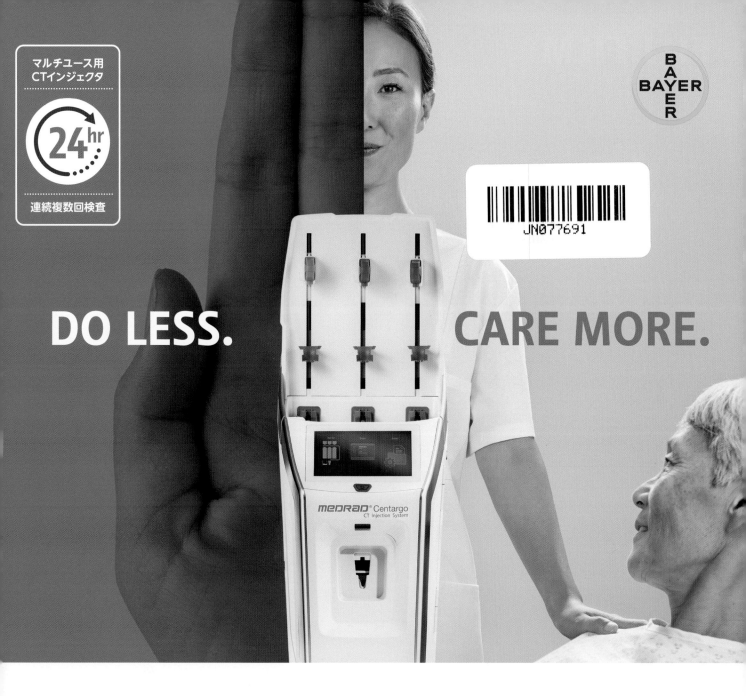

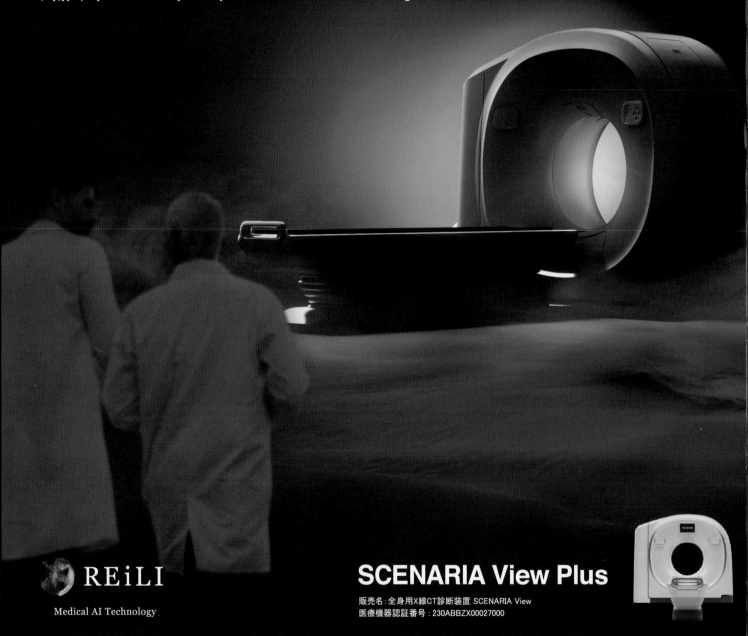

FUJIFILM
Value from Innovation

Next stage to the future.

すべては、
臨床の未来のために。

REiLI

Medical AI Technology

SCENARIA View Plus

販売名:全身用X線CT診断装置 SCENARIA View
医療機器認証番号:230ABBZX00027000

FUJIFILM
Value from Innovation

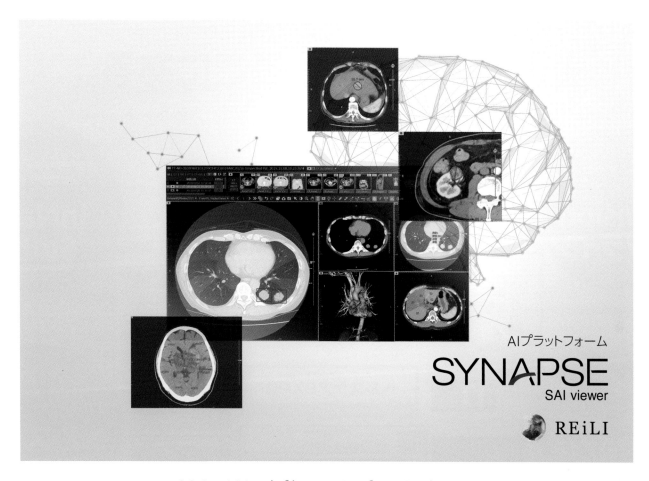

AIプラットフォーム

SYNAPSE
SAI viewer

REiLI

AI in Workflow, AI for Solution.

読影ビューワ機能

読影基本機能が強化
画像配置を伴うレイアウティング、異なる検査の比較読影など、日ごろ行う操作をシームレスに利用できるように進化しました。

3D表示機能がさらに充実
サジタル、コロナル断面、ボリュームレンダリングやMIP画像など2D、3D表示を組み合わせた読影が可能になりました。

所見文作成支援機能を搭載
計測結果や臓器認識結果を融合した新しい定型文機能の利用が可能となりました。

画像解析オプション　All-In-one 3つの技術アプローチがここに結実

臓器セグメンテーション
解剖学的構造を認識
臓器セグメンテーションでコンピュータ支援診断、性状分析の対象領域を決定します。

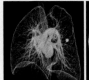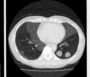

販売名：画像処理プログラム FS-AI683 型

コンピュータ支援診断
病変の検出を支援
コンピュータ支援診断で肺結節の候補を推定。フォロー対象のスライスをオレンジ色、検出したスライスを緑色に表示します。

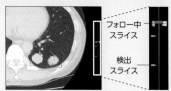

フォロー中スライス

検出スライス

販売名：肺結節検出プログラム FS-AI688 型

ワークフローの効率化
レポート作成を支援
SAI viewerで抽出した領域に対して、所見文に記載する性状を推定し、複数の所見文候補を提示します。

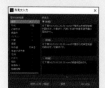

販売名：画像診断ワークステーション用プログラム FS-V686 型

■ 製造販売業者：富士フイルム株式会社　販売業者：富士フイルムメディカル株式会社　■「SYNAPSE SAI viewer」は以下の医療機器を含む製品の総称です。
・SYNAPSE SAI viewer 用　画像表示プログラム　　　　（販売名：画像診断ワークステーション用プログラム FS-V686 型　認証番号：231ABBZX00028000）
・SYNAPSE SAI viewer 用　肺結節検出プログラム　　　（販売名：肺結節検出プログラム FS-AI688 型　承認番号：30200BZX00150000）
・SYNAPSE SAI viewer 用　肋骨骨折検出プログラム　（販売名：肋骨骨折検出プログラム FS-AI691 型　承認番号：30300BZX00244000）
・SYNAPSE SAI viewer 用　画像処理プログラム　　　　（販売名：画像処理プログラム FS-AI683 型　認証番号：231ABBZX00029000）

SYNAPSE SAI viewer の
画像解析オプションはこちら

富士フイルム メディカル株式会社　〒106-0031　東京都港区西麻布2丁目26番30号　富士フイルム西麻布ビル　Tel.03-6419-8040　https://fujifilm.com/fms/

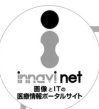
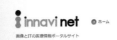
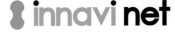

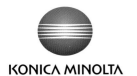

Giving Shape to Ideas

多様な視点で未来をデザインする
RETHINK WHAT'S POSSIBLE

Dynamic Digital Radiography
デジタルX線動画撮影システム

ポータブル撮影の可能性を広げる
ワイヤレス動画撮影を実現

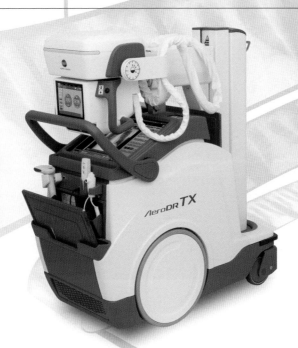

撮影した動画像は、X線動画解析ワークステーション「KINOSIS」へ送信することにより、視認性の向上や定量化を目的とした様々な画像解析処理を実施することができます。

左の二次元コードから
動画像をご覧頂けます

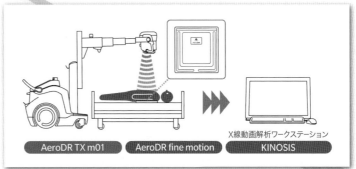

AeroDR TX m01　　AeroDR fine motion

X線動画解析ワークステーション
KINOSIS

Mobile X-Ray System
AeroDR TX m01

販売名：移動型汎用X線装置 AeroDR TX m01（製造販売認証番号：303ABBZX00055000）
★ AeroDR fine motion／fine は、『デジタルラジオグラフィー SKR 3000』（製造販売認証番号：228ABBZX00115000）の呼称です。
★ X線動画解析ワークステーション KINOSIS、及び KINOSIS は、『画像診断ワークステーション コニカミノルタ DI-X1』（製造販売認証番号：230ABBZX00092000）の呼称です。
★記載の会社名、製品名は、各社の商標または登録商標です。

製造販売元：コニカミノルタ株式会社　　販売元：コニカミノルタ ジャパン株式会社　105-0023　東京都港区芝浦1-1-1　http://www.konicaminolta.jp/healthcare

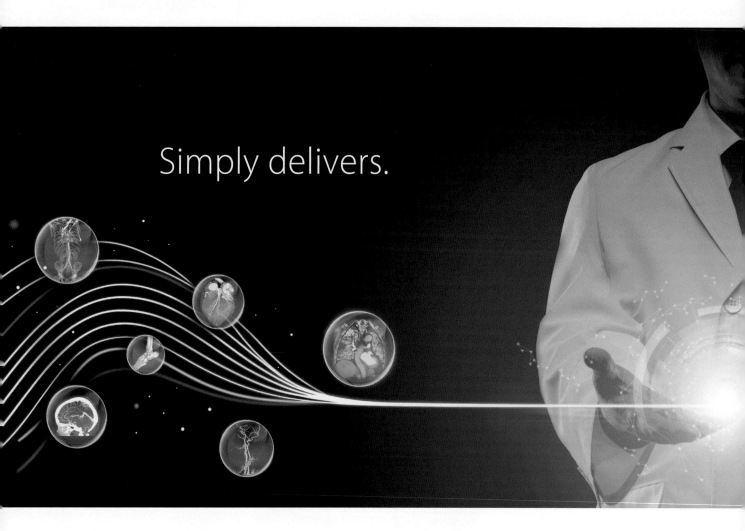
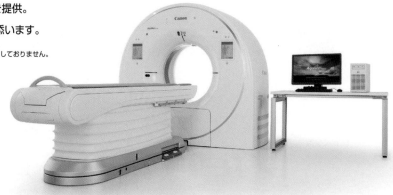

2023
October
10

CONTENTS

画像とITの
医療情報ポータルサイト

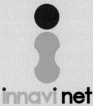

innavi net

http://www.innervision.co.jp

INNERVISION
http://www.innervision.co.jp
E-mail info@innervision.co.jp
Cover CG : Makoto Ishitsuka

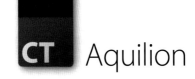

CT Aquilion

Canon Clinical Report / 10

龍野中央病院

80列CTの導入でスタートした冠動脈CT検査が地域での循環器医療に貢献

高画質・低被ばく検査で冠動脈を評価し
迅速な診断・治療につなげて
地域の健康寿命延伸を支援

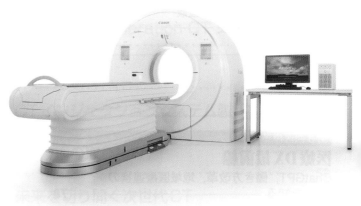

一般的名称：全身用X線CT診断装置
販売名：CTスキャナ Aquilion Serve TSX-307A
認証番号：304ACBZX00001000

Canon

80列CTの導入でスタートした冠動脈CT検査が地域での循環器医療に貢献

高画質・低被ばく検査で冠動脈を評価し迅速な診断・治療につなげて地域の健康寿命延伸を支援

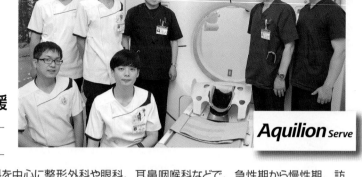

Aquilion Serve

龍野中央病院

兵庫県たつの市の龍野中央病院は、1950年の開院以来、内科を中心に整形外科や眼科、耳鼻咽喉科などで、急性期から慢性期、訪問看護や介護まで地域密着型の医療を提供している。同院では、2022年12月に他社製16列CTを更新して、キヤノンメディカルシステムズの80列CT「Aquilion Serve」を導入し、新たに冠動脈CT検査をスタートした。地域における循環器医療を支える同院での80列CTの運用について、井上喜通理事長・院長（以下、理事長）をはじめ循環器内科の藤井隆部長、循環器内科で血管造影室室長兼救急部部長の井上通彦医師と放射線科の村上和司部長に取材した。

内科を中心に地域密着型の医療を展開

たつの市は兵庫県南西部に位置し、揖保川に沿って南北に広がる。同院はJR姫新線本竜野駅に近く市のほぼ中央に位置する。1950年に開院し、1955年に井上病院となり、1979年龍野中央病院と改称、1990年医療法人社団緑風会を設立、1996年には現在地に新築移転した。井上理事長は同院の地域での役割を、「地域の医療ニーズに合わせて病院の規模や体制、診療機能を見直しながら、一貫して地域密着型の医療を行ってきました。現在は、内科を中心に心臓や血管系の循環器疾患、糖尿病など生活習慣病の管理、消化管疾患を対象に診療を行っています」と説明する。病床数は99床、一般病床39床（うち地域包括ケア病床12床）、療養病床60床（うち介護病床8床）で、併設する介護施設と連携して訪問看護や介護などを提供する。理事長は、「地域の高齢化もあり、回復期から慢性期まで安心して療養できるように医療だけでなく介護も含めて充実させています」と述べる。

一方で循環器内科では、専門医2名が常勤し、虚血性心疾患に対する心臓カテーテル検査・治療が可能な診療体制を整えている。その理由を理事長は、「たつの市や相生市、北の宍粟市を含めた播磨姫路圏域は医療過疎の地域でもあります。特に循環器医療に関しては対応する医療機関がなく、その空白を埋める意味も含めて体制を整えました。病院はライフラインであり、地域に必要とされる医療を継続的に提供することが必要だと考えてのことです」と言う。

循環器内科専門医2名で心臓カテ検査・治療を実施

循環器内科は、藤井部長と井上通彦医師の2名の常勤循環器内科専門医と非常勤医師2名の4名体制となっている。通彦医師は循環器内科の診療について、「たつの市内では唯一、循環器内科の専門医が常勤し、心臓カテーテル検査・治療まで含めた専門的な医療を提供できる病院です。高齢者の多くが心不全を患っており、それに伴って筋力が落ちてサルコペニアになる患者さんが多くいます。当院では、そうなる前にできるだけ健康な状態を維持し、健康寿命を延ばすことを目的に、心臓の状態を把握して症状の改善を図ると同時に、骨や筋力を維持するための心臓リハビリテーションにも取り組んでいます」と説明する。

同院には、糖尿病専門医2名が在籍し、糖尿病内科には高血圧、糖尿病、脂質異常症など生活習慣病患者が多く受診する。藤井部長は心不全への対応について、「糖尿病内科には基礎疾患を持つ患者が多く受診されていますが、地域住民の高齢化に伴い、生活習慣病を基礎に持つ狭心症や、心筋梗塞などの虚血性心疾患や心不全患者が近年急増しています。虚血性心疾患や心不全、大血管や末梢動脈疾患などに対して、できるだけ迅速に診断して適切な治療を行うようにしています」と述べる。

冠動脈CT検査のためAquilion Serve導入

同院では、Aquilion Serveを導入して2023年2月から冠動脈CT検査をスタート

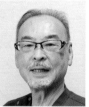
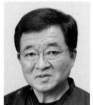

井上喜通 理事長・院長　　循環器内科・藤井隆 部長

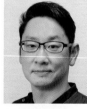
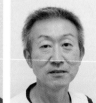

血管造影室長・井上通彦 医師　　放射線科・村上和司 部長

した。理事長は80列CT導入のねらいについて、「たつの市内には冠動脈CT検査を行う施設がなく、より詳細な検査のためには姫路市内の病院に紹介する必要がありました。患者さんの負担を軽減し、より速く正確な診断を行い、患者さんに的確な処置を行うために冠動脈CT検査が可能なCTの導入を進めました」と述べる。

他社製16列CTの更新がきっかけだったが、冠動脈CT検査が可能な装置として機種選定を行い、Aquilion Serveが選定された。藤井部長は、「以前の所属先でキヤノンメディカルシステムズの装置で冠動脈CT検査を経験しており、冠動脈の描出能の高さは評価していました。不整脈や高心拍患者への対応など冠動脈CT検査のための機能や、画質、操作性などをトータルに判断して選定しました」と言う。虚血性心疾患に対する冠動脈CT検査の位置づけについて藤井

※AiCE-iは画像再構成処理の設計段階でAI技術を用いており、本システム自体に自己学習機能は有しておりません。

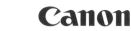
■ **Aquilion Serveによる臨床画像**

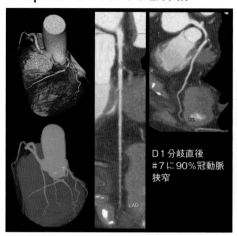

D1分岐直後
#7に90%冠動脈
狭窄

LAD

症例1　冠動脈CT
糖尿病、高血圧、脂質異常症で通院中の患者が、最近息切れが生じ心臓超音波検査、冠動脈CT検査を行った。CTで冠動脈の高度狭窄を確認し、迅速に冠動脈造影検査、経皮的冠動脈形成術（PCI）を行った。

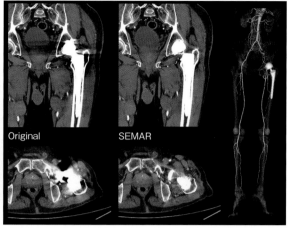

Original　　SEMAR

症例2　下肢動脈造影（SEMAR適用）
腎機能低下（eGFR 40mL/min/1.73㎡）のため、造影剤低減プロトコール（2割低減）にて撮影。人工股関節による金属アーチファクトをSEMARにて効果的に低減。

部長は、「80列CT導入以前は、胸痛などの症状や運動負荷心電図の所見を基に冠動脈造影検査の適応を判断していました。しかし、運動負荷心電図は検出率が低く、冠動脈造影検査が無駄になったり、診断までに時間がかかったりということがありました。冠動脈CT検査は、心エコー検査で原因診断のつかない心不全患者や糖尿病や高血圧などの動脈硬化の多重リスク患者に行い、その所見を基に冠動脈造影検査を行うことで、心筋虚血が速やかに診断でき治療につながるようになりました」と述べる。

高画質・低被ばくで 冠動脈CT検査をスタート

Aquilion Serveは、ディープラーニングを用いて設計された画像再構成技術「Advanced intelligent Clear-IQ Engine-integrated（AiCE-i）」による高画質・低被ばく検査と、「INSTINX」と呼ばれる自動化技術でワークフローを支援する80列CTである。冠動脈CT検査は、毎週水曜日の13時半から午後の外来が始まる15時までに3枠が設定されている。検査に当たっては藤井部長のほか、看護師、診療放射線技師が立ち会い、造影剤のルート確保やβ遮断薬の投与などの前処置から検査終了までを行う。冠動脈の解析には、医用画像処理ワークステーション「AZE VirtualPlace」を使用している。冠動脈CT検査の運用に関してはゼロからのスタートだったが、特にトラブルもなく順調に立ち上がった。これまで150件を施行している村上放射線科部長は、「撮影プロトコールや検査フローを含めて、

キヤノンメディカルシステムズのサポートもあり、スムーズに立ち上げることができました」と述べる。同院の冠動脈CT検査は、1回の造影剤投与で冠動脈のみ、冠動脈＋大動脈、冠動脈＋下肢動脈の造影検査を行っている。藤井部長は、「これらは患者さんの症状や病態によって選択しています。糖尿病患者では、虚血性心疾患と末梢動脈疾患の合併はしばしばあり、間欠性跛行患者に冠動脈病変が見つかることもあります」と述べる。

Aquilion Serveについて藤井部長は、「撮影時間が短く、長い息止めが難しい高齢者でも検査が可能です。また、心房細動の患者でも心拍をコントロールすることで診断が可能な画像が得られています」と評価する。通彦医師は、「Aquilion Serveでは、冠動脈が明瞭に描出され評価がしやすくなりました。患者さんへの説明も画像を提示することで狭窄や閉塞の有無が一目でわかり、理解を得やすくなりました。これによって患者側の負担も医師の負担も軽減されており、大きなメリットを感じています」と述べる。冠動脈造影検査の実施件数は冠動脈CT導入以前より増えている。藤井部長は、「この地域にはまだ潜在的な動脈硬化性の心不全患者が多く、CTによってそれらを的確に拾い上げることができているからだと思います」と言う。

AiCE-iやSEMARを 活用した心臓検査を実施

Aquilion Serveの導入後、CT検査は月間約160件と以前に比べて1割程度増加している。村上放射線科部長は、「画質の向上と低

被ばくで検査が可能になったことで、依頼件数が増加しています」と言う。Aquilion ServeではAiCE-iによって被ばく線量が低減されており、冠動脈や胸部でDRLs 2020の半分、腹部や胸腹部では1〜2割減で検査を行っている。また、下肢動脈造影検査では、撮影スピードの向上によって広範囲を短時間で撮影できることから、造影剤量を従来の2〜3割程度削減できた。さらにAquilion Serveでは、金属アーチファクト低減技術の「SEMAR（Single Energy Metal Artifact Reduction）」も利用できる。SEMARの運用について村上放射線科部長は、「人工骨頭のアーチファクトが除去されて下肢動脈が明瞭に描出され、診断が可能な画像が提供できています」と述べる。

また、Aquilion Serveは5MHUのX線管球を搭載している。管球容量に関して村上放射線科部長は、「冠動脈CT検査は検査枠の関係で短い時間に連続して検査を行っていますが、これまで管球の熱による検査待ちは経験していません。AiCE-iによって管電流を上げなくても画質が維持でき、体格のよい大柄な患者さんでも無理なく検査が可能です」と述べる。

井上理事長は、CTへの今後の期待について、「心臓の疾患への早期の介入は心臓疾患だけでなく、そのほかの疾患やサルコペニアの予防にもつながり、地域の健康寿命の向上に貢献できるのではと期待しています」と述べる。通彦医師は、「当院の冠動脈CT検査を地域でも活用してもらえるようにしていきたい」と言う。藤井部長は、「CT装置を有効活用することで、この地域の循環器疾患の診療に貢献していきたいですね」と展望する。

Aquilion Serveの機能を生かした冠動脈CT検査が、地域の循環器診療を支えていく。

（2023年9月1日取材）

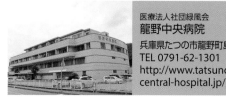

医療法人社団緑風会
龍野中央病院
兵庫県たつの市龍野町島田667
TEL 0791-62-1301
http://www.tatsuno-central-hospital.jp/

CT SUMMIT
since 1997

CTサミット報告 CT未来予想図

第26回CTサミットが2023年7月29日（土），千里ライフサイエンスセンター（大阪府吹田市）を会場に開催された。当番世話人を大沢一彰氏（松本メディカルクリニック茨木水尾画像診断センター），実行委員長を吉川秀司氏（大阪医科薬科大学関西BNCT共同医療センター）が務め，テーマには「CT未来予想図」が掲げられた。新型コロナウイルス感染症が5類感染症となって以降，初めてのCTサミットとなった今回，参加者は336人に上り，かつての活気が戻ってきていた。

26回を数えるCTサミットであるが，大阪府での開催は今回が3回目。大沢氏は，自身が当番世話人を務め，大阪国際交流センターを会場にして行われた2007年の第11回CTサミットを振り返り，台風により開催が危ぶまれたと述べ，今回も新型コロナウイルス感染症の影響が心配されたが，無事に開催できると喜んだ。また，大沢氏は，今回をもって世話人を退任することを明かし，CTの今後の進化について考える機会にしたいと結んだ。プログラムは，テーマである「CT未来予想図」を描くべく，教育講演が1題，技術講演「フォトンカウンティングCT」が3題，ランチョンセミナーが5題，特別講演が2題，シンポジウム「CT未来予想図」が4題用意された。このほか，一般演題（ポスター展示）と機器展示も設けられた。

大沢氏の挨拶に続き，高木　卓氏（千葉市立海浜病院放射線科）が座長を務め，教育講演が行われた。講演者として市川勝弘氏（金沢大学医薬保健研究域保健学系）が登壇。「CTの未来予想図」と題して講演した。市川氏は，CTの今後の進歩として，SNRが向上し，エネルギー弁別が正確になり，より高解像度で，撮影の短時間化・広範囲化することが理想だと述べた。そして，これらを実現する可能性がある技術として，フォトンカウンティングCTを挙げ，その特性を

第26回当番世話人

大沢一彰 氏
（松本メディカルクリニック
茨木水尾画像診断センター）

実行委員長

吉川秀司 氏
（大阪医科薬科大学
関西BNCT共同医療センター）

代表世話人

船間芳憲 氏
（熊本大学）

解説した。また，CTのさらなる高解像度技術として，自身が研究を進める極超解像度CTを紹介。同じくphoto-realistic VR（写実的VR）の研究成果も披露した。市川氏は講演の最後に，CTは確実に進歩していくポテンシャルを有するとまとめた。

次いで，舛田隆則氏（川崎医療福祉大学医療技術学部診療放射線技術学科）と三好利治氏（岐阜大学医学部附属病院放射線部）が座長を務め，技術講演「フォトンカウンティングCT」（シーメンスヘルスケア共催）へと進んだ。最初に内田雄己氏〔シーメンスヘルスケア（株）CT事業部〕が登壇し，「世界初の臨床用Photon-counting CT　NAEOTOM Alphaの最新情報提供」をテーマに発表した。内田氏は，フォトンカウンティングCTのキーアドバンテージとして，検出器ピクセルの狭小化（高分解能化），電気ノイズの除去（低被ばく・定量性向上），X線検出感度の向上（画像コントラストの向上），エネルギー情報の活用（常時スペクトル解析）を紹介した。続いて，「日常におけるフォトンカウンティングCT現場のリアル」と題して，吉田亮一氏（東海大学医学部付属

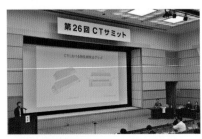

「CT未来予想図」をテーマにした
第26回CTサミット

〈0913-8919/23/￥300/論文/JCOPY〉

病院放射線技術科）が講演した。吉田氏は，NAEOTOM Alphaの国内第1号機を導入した同院におけるこれまでの使用経験を報告。ゲームチェンジャーとなる可能性を秘めた装置だとして，ルーチン検査でも仮想単色X線画像（VMI）を取得可能で，常にスペクトラル画像を撮影できるというメリットを挙げた。次いで3番目として，川畑秀一氏（大阪大学医学部附属病院医療技術部放射線部門）が，「フォトンカウンティングCTを用いた循環器疾患の画像評価：臨床応用と今後の可能性」と題して講演した。同院では2023年2月からNAEOTOM Alphaが稼働している。川畑氏は，循環器領域における使用経験を中心に報告を行い，高精細画像，マルチエネルギー解析，k-edge imagingといった特長を説明。今後は造影剤や被ばく線量の低減を検討していきたいと述べた。

この後休憩を挟んで，ランチョンセミナーへと進んだ。座長を村上克彦氏（福島県立医科大学附属病院放射線部）と小倉圭史氏（札幌医科大学附属病院放射線部）が務め，①GEヘルスケア・ジャパン，②フィリップス・ジャパン，③バイエル薬品，④富士フイルムヘルスケア，⑤キヤノンメディカルシステムズの5社がプレゼンテーションを行った。

続いて，特別講演が設けられた。特別講演1（キヤノンメディカルシステムズ共催）では，船間芳憲氏（熊本大学大学院生命科学研究部医用放射線科学）が座長を務め，檜垣　徹氏（広島大学大学院先進理工系科学研究科）が登壇。「CT画像再構成法の変遷」と題して講演した。檜垣氏は，画像再構成法について，投影空間のデータを実空間の断面画像に変換する処理を「狭義」，投影データを断面画像に変換するまでの一連の処理とノイズ低減などの付随的な処理も含めて「広義」と，それぞれ定義して解説した。狭義については，フィルタ逆投影法（FBP），逐次近似再構成法（IR），深層学習応用再構成法（DLR）を挙げて原理を説明。また，広義として，FBP法，逐次近似応用再構成法（hybrid IR），モデルベース逐次近似再構成法（model based IR），DLR，高分解能画像を教師データに用いるsuper-resolution DLR（SR-DLR）を詳述した。

ポスター発表①を挟んで行われた特別講演2（GEヘルスケア・ジャパン共催）では，兵頭朋子氏（日本大学医学部放射線医学系放射線医学分野）が「あると嬉しいCT画像：最新技術を交えて」をテーマに講演した。座長は，水戸武史氏（箕面市立病院医療技術局放射線部）が務めた。兵頭氏は，当直帯で知っておきたい上腹部画像診断について，症例を交えて説明。単純CTが必要となる症例や造影CTを検討すべきケース，胆管炎・肝炎などでの造影タイミング，膵がんの検出ではthin slice画像が有用であること，MPR画像が求められる場面などを解説した。

この後ポスター発表②が行われ，最後のセッションとなるシンポジウム「CT未来予想図」へと進んだ。このシンポジウムでは，CTの未来を展望するために，「AI」「救急」「造影」「被ばく」の4つのキーワードごとに4人の講演者が発表した。座長は，大沢氏と大村知己氏（秋田県立循環器・脳脊髄センター放射線科診療部）が務めた。最初に，福永

正明氏（倉敷中央病院放射線技術部）が登壇。AIについて，「脳卒中読影支援ソリューションの使用経験から考える」と題して講演した。福永氏は，キヤノンメディカルシステムズの読影支援ソリューション「Abierto Reading Support Solution（Abierto RSS）」のAIアプリケーションについて使用経験を報告。脳神経領域における「Abierto RSS for Neuro」で脳内の虚血領域検出を行う「Ischemia analysis」の有用性などを紹介した。

続いて，救急におけるCT未来予想図について，藤原　健氏（堺市立総合医療センター放射線技術科）が，「救急CT未来への役割〜SCANからSTAT画像報告まで〜」をテーマに発表した。STAT画像報告では，頭蓋内出血や脳梗塞，肺塞栓症，深部静脈血栓症，大動脈解離，気胸，腹腔内遊離ガスなど，生命予後にかかわる緊急性の高い疾患を対象としている。藤原氏は，それらを解説した上で，救急CTの意味について現状と今後を展望した。

3番目に登壇した寺澤和晶氏（さいたま赤十字病院放射線科部）は，造影について，「造影CT技術〜過去から現在の回想と今後の展開〜」と題して講演した。寺澤氏は，造影理論を解説した上で，現在では造影効果のシミュレーションが行われるようになり，ボーラストラッキング法やテストインジェクション法といったパラメータが開発されるなど，撮影技術が進歩していると説明した。さらに，dual energy撮影や低管電圧撮影により，造影効果の向上と被ばく低減が図られるようになったと述べた。

シンポジウム最後の発表では，村松禎久氏（国立がん研究センター東病院放射線診断科）が登壇。被ばくについて，「X線CT装置における線量指標の時代変遷」をテーマに発表した。村松氏は，線量評価について，CT技術の高度化を追走しており，ビーム幅が広がったことで安全規格の改定が行われたほか，dual energy CTの線量評価の標準化も進んでいると述べた。そして，dual energy CTの線量評価に関し，メーカーごとに異なる方式での表示値と実測値の比較などの考え方を示した。

すべてのセッション終了後には，ポスター展示された一般演題A（2022年1月〜2023年4月に国際学会などで英文発表された演題），B（日本語の未発表演題）の表彰式が行われた。最後に，CTサミット代表世話人で，次回の当番世話人を務める船間氏から，次回の開催概要が発表された。次回第27回CTサミットは，「ONWARD──革新の潮流に乗って」をテーマに，2024年7月27日（土），九州大学医学部百年講堂（福岡県福岡市）で開かれる予定である。

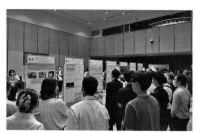
参加者でにぎわうポスター展示会場

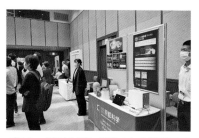
ポスター展示会場に併設された機器展示

【一般演題(ポスター発表)表彰】

● Magna Cum Laude
「Effect of Timing of Imaging on Extracellular Volume Fraction of Normal Myocardium」
望月純二 氏(みなみ野循環器病院)ほか

● Cum Laude
「Computed tomographic pulmonary angiography：
Three cases of Low-tube-voltage acquisition with
a slow injection of contrast medium
肺血管CT-angiography：低管電圧スローインジェクション撮像を
施行した3例」
瓜倉厚志 氏(国立がん研究センター中央病院)ほか

● Certificate of Merit
「頭部CT angiographyにおける数学的シミュレーションに基づいた
造影剤投与量の最適化」
三井宏太 氏(佐賀県医療センター好生館)ほか

【協賛企業】

【展示協賛】
アミン株式会社，キヤノンメディカルシステムズ株式会社，
株式会社京都科学，株式会社Sansei，シーメンスヘルスケア株式会社，
東洋メディック株式会社，株式会社根本杏林堂，バイエル薬品株式会社，
富士フイルムヘルスケア株式会社

【広告協賛】
株式会社アゼモトメディカル，アミン株式会社／ザイオソフト株式会社，
株式会社イーメディカル東京，株式会社インナービジョン，
コニカミノルタジャパン株式会社，GEヘルスケア・ジャパン株式会社，
GEヘルスケアファーマ株式会社，シーメンスヘルスケア株式会社，
東洋メディック株式会社，バイエル薬品株式会社，PSP株式会社，
富士製薬工業株式会社，富士フイルムメディカル株式会社，
伏見製薬株式会社，ブラッコ・ジャパン株式会社，株式会社増田医科器械

第26回 CTサミット プログラム

公式サイト ▶▶▶ http://ctsummit.jp/

教育講演　CTの未来予想図

座長

高木　卓 氏
(千葉市立海浜病院)

演者　「CTの未来予想図」

市川勝弘 氏
(金沢大学)

技術講演　フォトンカウンティングCT

座長
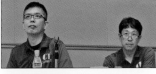
舛田隆則 氏(右)
(川崎医療福祉大学)
三好利治 氏(左)
(岐阜大学医学部附属病院)

演者

「世界初の臨床用
Photon Counting CT
NAEOTOM Alphaの
最新情報提供」
内田雄己 氏
(シーメンスヘルスケア)

「日常における
フォトンカウンティングCT
現場のリアル」
吉田亮一 氏
(東海大学医学部付属病院)

「フォトンカウンティングCTを用いた
循環器疾患の画像評価：
臨床応用と今後の可能性」
川畑秀一 氏
(大阪大学医学部附属病院)

ランチョンセミナー

座長
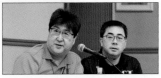
村上克彦 氏(左)
(福島県立医科大学附属病院)
小倉圭史 氏(右)
(札幌医科大学附属病院)

特別講演1

座長

船間芳憲 氏
(熊本大学)

演者　「CT画像再構成法の変遷」

檜垣　徹 氏
(広島大学)

特別講演2

座長

水戸武史 氏
(箕面市立病院)

演者　「あると嬉しいCT画像：
最新技術を交えて」
兵頭朋子 氏
(日本大学)
＊写真不掲載。

シンポジウム　CT未来予想図

座長
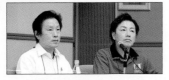
大沢一彰 氏(左)
(松本メディカルクリニック
茨木水尾画像診断センター)
大村知己 氏(右)
(秋田県立循環器・脳脊髄センター)

演者
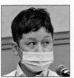
「脳卒中読影支援
ソリューションの
使用経験から考える」
福永正明 氏
(倉敷中央病院)

「造影CT技術
～過去から現在の回想と
今後の展開～」
寺澤和晶 氏
(さいたま赤十字病院)

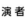
「救急CT 未来への役割
～SCANから
STAT画像報告まで～」
藤原　健 氏
(堺市立総合医療センター)

「X線CT装置における
線量指標の時代変遷」
村松禎久 氏
(国立がん研究センター東病院)

特別企画
第26回
**CT
サミット**
CT未来
予想図
CT SUMMIT
since 1997

教育講演

CTの未来予想図

市川　勝弘　金沢大学医薬保健研究域保健学系

　1970年初頭に第1世代型CTの臨床導入がされてから50余年の間に，CT装置はヘリカルCT，マルチスライスCT，面検出器CT，dual-energy CTへと進化し，そしてついにX線検出器の理想形であるphoton-counting detector（PCD）を搭載した，photon-counting detector CT（PCDCT）の臨床機が，1社だけではあるが，登場するに至った。CTは，開発から10年以内に512×512マトリックスによる高解像度化を実現し，そして，ヘリカル機構に続くマルチスライス化により，劇的な短時間スキャンを可能にした。dual-energyによって目的とされたCT画像からの物質弁別という理想は，ヨード造影剤定量という形で控えめに達成されている

点は，被ばくを伴うCTでは致し方ないのであろうが，この理想を実現するかもしれないPCDCTの普及にはまだ時間がかかり，この目的達成の行方は未知数のままである。

　筆者は21年間の診療放射線技師としての臨床経験を持ち，その後大学の研究者として，臨床経験を生かしながら物理的画質研究や新技術開発を行ってきた。本稿では，これまでに得た経験と知見に基づき，はなはだせんえつではあるが，CTの未来予想について私見を述べさせていただきたい。

CTの発展

　CT検査はX線被ばくを伴い，さらに，

その被ばく線量が診断用としては比較的多いことから，さまざまな警鐘が鳴らされてきた。しかし，X線を扱う以上，CT画像（またはその解析データ）をより正確に得るためには，検出器に到達するX線量は必然的に増加せざるを得ないため，被ばく低減技術としての発展と，より良いデータを得るための発展とは向かうベクトルが相反する。被ばく線量は永遠の問題であることは認識しつつ，あえて未来への発展を考えると，以下の点が考えられる。

・信号対雑音比（SNR）はすこぶる高く（低ノイズ）
・物質弁別が正確
・より高解像度
・より短時間で広範囲

　これらを考える上で，冒頭で述べた，まだ臨床使用が始まったばかりのPCDCTの現状が非常に参考になるため，そこから上記の発展項目について考察していきたい。

CTのSNR

　図1は，従来型のenergy-integrating検出器（EID）とPCDの概略図による比較であるが，この図のように，EIDでは検出器素子間に隔壁（septum）が必須で，その分X線検出効率を犠牲にする。これに対して，PCDでは隔壁が必要なく，X線検出効率において明らかに有利である[1]。しかし，SNRに見るPCDの未来は，以下の2点において，それほど明るくはない。1つ目は，CTにとって欠かすことができない散乱線除去格子がそもそもX線利用効率を制限することである。図2は，

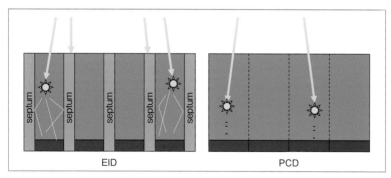

図1　EIDとPCDの概略図

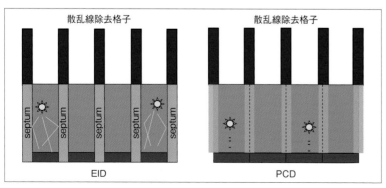

図2　EIDとPCDの双方に欠かせない散乱線除去格子

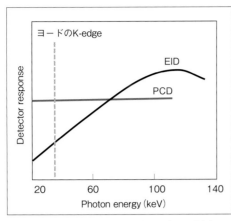

図3　PCDとEIDの光子エネルギーに対する
レスポンス[1]

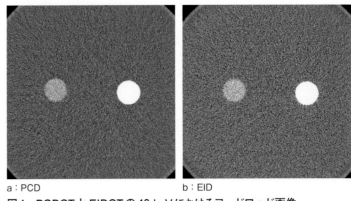

a：PCD　　　　　　　b：EID
図4　PCDCTとEIDCTの40keVにおけるヨードロッド画像

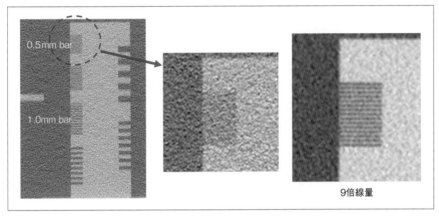

9倍線量

図5　高解像度を得るための線量
0.5mmのバーパターンを1.0mm
と同程度に描出するためには，9倍
程度の線量が必要となる。

非常にラフなイラストではあるが，この図のように，散乱線除去格子がEIDの隔壁に一致すれば隔壁の問題は無視でき，そして，PCDにおいては検出効率低下を余儀なくする。2つ目は，X線量，すなわちphoton数が画質を決定するという大原則は，近未来でも変わらないことである。つまり，PCDCTでできることはphotonを正確にカウントすること（これ自体ができることは驚異である）であるが，それをいかに正確に行ったとしても，少ないphotonからより多いphotonと同じ画質を得る効果を決して産まない。PCDとEIDは，SNRにおいては大きな差がないことが報告されており[2]，PCDCTが究極の性能を手に入れるであろう未来であっても，photon数（つまり被ばく）の制限から解き放たれることはなく，低線量でのすこぶる高いSNRは，今のところの予測では達成するのは困難である。しかし，SNRではなく，ヨードを対象としたcontrast-to-noise ratio（CNR）は，PCDCTで劇的に向上する。

それは，図3に示すように，EIDCTでは低エネルギーになるほどその重み付けが低下するのに対して，PCDCTではエネルギーに依存せず重み付けがほぼ一定であることによる。図4は，東海大学医学部付属病院の協力により得た希釈ヨード等価ロッドの40keVでの画像比較であるが，EIDCTに対してPCDCTは，ノイズも少なくロッドのエッジも明らかにシャープである。現状でもこのような明らかな差が示されているが，PCDはcharge sharingなどの影響がまだ解決されておらず，エネルギー弁別能は発展段階にある。よって，近未来のPCDCTは，CNRがさらに向上して，造影画像の画質改善，さまざまなデータ解析，ヨード造影剤量低減などにおいて非常に高いレベルに達するであろう。

CTの高解像度化

PCDCTに用いられる検出器素子には先に述べたように隔壁が必要なく，

EIDCTに見られる高解像度化における隔壁によるさらなるX線検出器効率の低下がない。よって，現状のPCDCTであっても，0.2mm程度の細かなタイル状の素子を装備しており，それらを組み合わせて通常解像度モードとして使用することもでき，また，0.2mmを独立して使用して高解像度モードとすることもできる[1]。隔壁がないのであるから，さらに高解像度化ができるかというと，ここにもまた以下の2点で制限が立ちはだかる。1つ目は，X線焦点サイズの問題である。CTにおける焦点サイズは，用いる管電流が大きいことから0.8〜1.0mm程度が通常用いられ，高解像度モードでは，管電流が制限されるものの0.4〜0.5mm程度となる。そして，X線焦点，回転中心（被写体），検出器のジオメトリ関係から，焦点の半影は焦点サイズの半分程度になり，結果的に，通常モードでは0.5mm程度，高解像度モードでも0.2mm程度となり，0.2mmより小さな検出器素子には意味を成さな

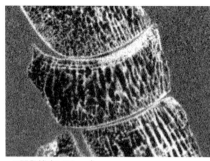
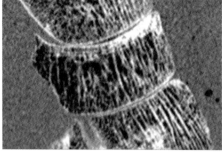

a：開発機（0.08mm）　　　　　b：臨床機（0.25mm）

図6　開発中の極超高解像度CT（0.08mm）と臨床機（0.25mm）の足ファントムによる画質比較

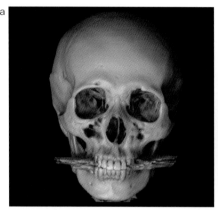
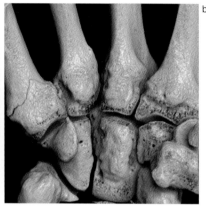

図7　開発した超高速アルゴリズムによる写実的VR画像

くなる。2つ目は，高解像度に必要なSNRの問題である。**図5**は筆者の研究グループのある研究成果であるが，現状で1.0mmに対して得られるのと同じ画質を0.5mmで得ようとすると，実に9倍の線量が必要であることを示している[3]。よって，全身用のCTで，現状の0.2mmを超える高解像度を得ることは，近未来ではまだ困難であることが推測され，さらに，微小焦点で十分な電流が流せるX線管が将来できたとしても，被ばくの問題があることから，結果的に高解像度は，骨や肺などの高コントラスト領域に限られることとなる。

　筆者の研究グループは，この高解像度化について，未来を見据えて研究している。開発中の極超高解像度CTは，四肢の骨を対象として，通常線量でも十分な透過線量が得られることと骨の高コントラストを利用する。装置構成では，回転中心（被写体）と検出器が100mm程度しか離れていない近接ジオメトリを採用し，そのジオメトリの特性である高空間周波数での高SNR（対通常ジオメトリ比で約100倍）を利用して高画質を得る。**図6**は足ファントムの画像比較であるが，開発機は回転中心換算で0.08mmの検出器と近接ジオメトリにより，現状の0.25mm検出器の臨床機をはるかに上回る高解像と高画質を得ることができる。この開発はまだ初期段階であるので，近未来では，この装置をさらに上回る性能を実現できることが推測され，CTの高解像度化の未来を垣間見ることができる。

CTの三次元可視化技術

　臨床現場では，三次元画像処理ワークステーション（3D-WS）が日常的に使用され，それらで可能な三次元可視化技術はボリュームレンダリング法（VR）が主である。VRは，あるCT値範囲に設定したopacity値と，CT値の局所的差異を利用して計算する表面傾斜から，物体を立体的に描写する。そして近年，レンダリング方法を発展させ，実際に目で観察したような描写を可能とする写実的VR（photo-realistic VR：PRVR）[4]が注目されている。このPRVRにはさま

ざまな臨床応用の期待が寄せられているが，現状，そのレンダリング速度は0.5～数秒程度と遅く，実用に堪えるものではなく，その画質が診断に供しうるものであるかどうかが議論されている。筆者は，このPRVRの優れた将来性を予感し，独自のアルゴリズム開発を行い，0.02秒という驚異的なレンダリング速度を実現した。計算速度は汎用のgraphics processing unit（GPU）を使用して高めているが，PCシステムとしては20万円程度のものであり，アルゴリズムの究極の効率化が図られている。**図7**は，頭部および手根骨（前述した極超高解像度CTで撮影）のPRVR画像であるが，従来VRとはまったく異なる写実感が実現されており，これを自由に回転およびボリューム操作が可能である。このアルゴリズムが，将来3D-WSに実装されれば，PRVR画像が日常診療に提供されるようになり，CTの三次元可視化にパラダイムシフトが起きると予測する。

◎

　CTの未来予想は，被ばくが伴うことから簡単ではない。しかし，今後PCDCTがいかなる発展を遂げるかは目を離せない状況にあり，CTが最も得意とする高解像の特長のさらなる発展も期待できる。また，PRVRが三次元可視化において，将来どのような臨床シーンで活躍するか注視していきたい。CTが速度の問題で，救急領域で「死のトンネル」と言われた時代はすでに遠い過去であり，CTが臨床画像機器として常に大きな期待を集める状態はこれからも続くであろう。CTはその時々の最高の技術が投入されることから，まさに「CTは未来」である。

●参考文献
1）Flohr, T., Petersilka, M., Henning, A., et al. : Photon-counting CT review. *Phys. Med.*, 79：126-136, 2020.
2）Danielsson, M., Persson, M., Sjölin, M. : Photon-counting x-ray detectors for CT. *Phys. Med. Biol.*, 66（3）：03TR01, 2021.
3）Kawashima, H., Ichikawa, K., Takata, T., et al. : Technical Note : Performance comparison of ultra-high-resolution scan modes of two clinical computed tomography systems. *Med. Phys.*, 47（2）：488-497, 2020.
4）Kroes, T., Post, F.H., Botha, C.P. : Exposure render : An interactive photo-realistic volume rendering framework. *PLOS ONE*, 7（7）：e38586, 2012.

特別企画
第26回
CTサミット
CT未来予想図
CT SUMMIT
since 1997

（技術講演） フォトンカウンティングCT

世界初の臨床用Photon-counting CT NAEOTOM Alphaの最新情報提供

内田　雄己　シーメンスヘルスケア（株）CT事業部

世界初*の臨床用Photon-counting CT「NAEOTOM Alpha」（図1）が本邦で上市されて，1年が経過した。NAEOTOM Alphaは2021年9月30日に米国食品医薬品局（FDA）で認証され，2023年8月現在において世界で70台以上，国内では7施設で稼働している。

1972年に臨床用CT装置が誕生し，25年後の1997年には電離箱検出器から固体シンチレーション方式へと変化，さらに25年後の2022年，新たなPhoton-counting detector（PCD）を搭載した本装置が国内で上市されている（図2）。1997年からの25年の間にCT装置は多列化が進み，さまざまな進化を積み上げてきた。その中でも，Siemens Healthineersが培ってきた独自の技術はX線管と検出器を2対搭載したDual Source CT（DSCT）であり，本装置も同様の構造である。本稿では，CT分野でのゲームチェンジャーとなるDual Source Photon-counting CT NAEOTOM Alphaの特長について概説する。

Dual Source CT（DSCT）

2005年に第1世代のDSCTである「SOMATOM Definition」が発表され，2009年には第2世代「SOMATOM Definition Flash」，そして2013年には第3世代の「SOMATOM Force」へと進化を遂げてきた。通常のSingle Sourceを利用したCT撮影モードに加え，5種類のDual Sourceによる撮影モードを利用できるのがDSCTの特長である（図3）。5つの撮影モードのうち，NAEOTOM Alphaに継承されている「Fast temporal resolution」と「Flash Spiral」撮影モード（高速二重らせん撮影）について解説する。

図4に，DSCTにおけるハーフ再構成の原理を示す。DSCTでは，90°分の回転時間でハーフ再構成に必要な180°分のデータを取得することができるため，X線管の回転時間が0.25sの本装置では，回転時間のおよそ1/4に当たる66msという非常に高い時間分解能を達成する（Fast temporal resolution）。加えて，DSCTでは高速二重らせん撮影（図5）により，ビームピッチ3.2を使用して737mm/sの高速撮影が可能となる。これまでにSiemens Healthineersが開発し，発展させてきたDSCTの技術を，さらに革新的なPhoton-counting CTに搭載することによって，さまざまな臨床的有用性を発揮できると考える。

Photon-counting CT 開発までの道のり

2003年に始まったSiemens HealthineersのPhoton-counting CT開発は，2012年にCdTe（テルル化カドミウム）の半導体素子を製造するアクロラド社（沖縄県うるま市）をパートナーに迎えたことで，大きな一歩を踏み出すことに成功した。アクロラド社が製造するCdTeの半導体素子は，原材料から製造までのすべての工程を一貫して行い，3か月の期間を要して作成される。2014年より基礎研究を始め，2021年にPhoton-counting CT NAEOTOM Alphaが誕生した。

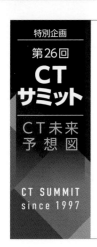

図1　NAEOTOM Alpha外観

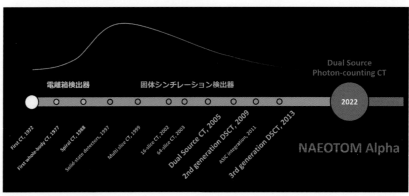

電離箱検出器　　固体シンチレーション検出器

Dual Source Photon-counting CT

2022

First CT, 1972
First whole-body CT, 1977
Spiral CT, 1988
Solid-state detectors, 1997
Multi slice CT, 1999
16-slice CT, 2002
64-slice CT, 2003
Dual Source CT, 2005
2nd generation DSCT, 2009
ASIC integration, 2011
3rd generation DSCT, 2013

NAEOTOM Alpha

図2　CT装置の変遷

〈0913-8919/23/￥300/論文/JCOPY〉

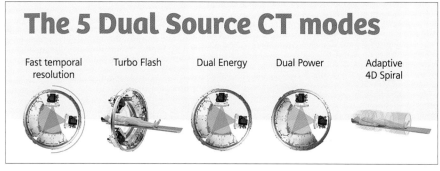

図3　5種類のDSCTの撮影モード

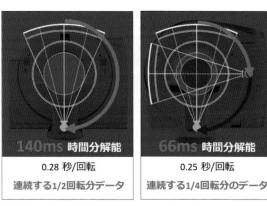

図4　Single Source CT（SSCT）とDSCTにおけるハーフ再構成の原理

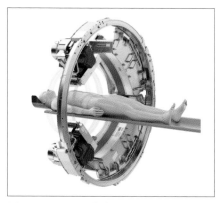

図5　DSCTでの高速二重らせん撮影

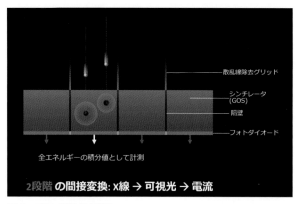

図6　EIDの動作原理

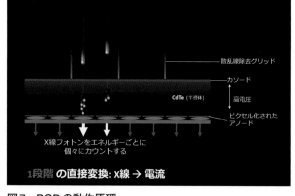

図7　PCDの動作原理

Energy-integrating detector（EID）と PCDの動作原理

　従来，検出器に入射したX線フォトンは，シンチレータと相互作用して可視光を発生し，後続のフォトダイオードによって電流に変換される。その後，電流はA/D変換器によってデジタル化され電気信号となるが，アナログ伝送回路を通過する過程で電気ノイズの影響が不可避となる。個々のX線フォトンをエネルギーごとに区別せず，積分値として計測することからエネルギー積分型検出器（EID）と呼ばれている。EIDの動作原理を図6に示す。

　続いて，PCDの動作原理を図7に示す。X線フォトンの検出原理は，半導体との相互作用で発生する多数の電子正孔対を強力な電界によって分離し，電子をアノードへ引き寄せることで電気信号を得る。電気信号のパルス波高はX線フォトンのエネルギーに比例するため，PCDでは個々のX線フォトンのエネルギー情報を取得することができる。このような検出原理の特長を反映し，PCDはEIDにはない4つのキーアドバンテージを持っている。

PCDの4つの キーアドバンテージ

1.　高分解能イメージング

　EIDではX線を可視光に変換することから，検出器素子間の光学的なクロストークを防ぐ隔壁が必要となる。また，隔壁は光の反射板としての役割を果たすが，効果的に機能させるためには最低限の厚さを確保しなければならず，検出器の開口サイズを狭小化することと線量利用効率はトレードオフの関係がある。現在のCT装置は0.3mm程度の空間分解

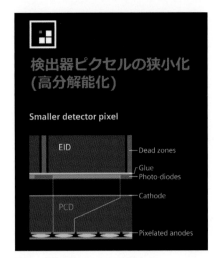

図8　検出器ピクセルの狭小化

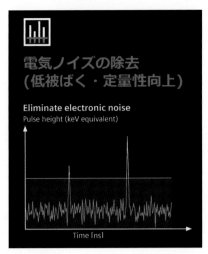

図9　電気ノイズの除去

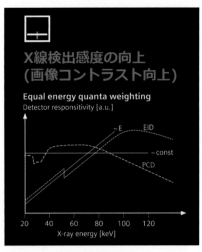

図10　X線検出感度の向上

能を有するが，隔壁による幾何学的な線量利用効率は70〜80％程度となっている[1]。そのため，被ばくとのバランスを考慮すると，これ以上の空間分解能向上を早期に実現することは困難とされている。

一方，PCDは可視光を発生しないため物理的な隔壁を用意する必要がなく（図8），幾何学的な線量利用効率は100％を実現している。そのため，ピクセル化されたアノード面積を狭小化することで理想的な高分解能化を実現でき，本装置では，最小0.2mmのスライス厚で再構成が可能である。面内の空間分解能は2% MTF（modulation transfer function）で44.3 lp/cmを実現しており，固体シンチレーション検出器と比べて約3倍の高い空間分解能を有する（画像マトリックスは512，768，1024が選択可能）。

2．電気ノイズの除去（低被ばく・CT値の定量性向上）

高分解能イメージングにおいて電気ノイズの影響を受けないことは重要で，PCDはEIDと比べて画像ノイズの上昇を抑えたthin slice画像の作成が可能である[2]。電気ノイズは20〜25keVよりも低いエネルギー領域に分布するため，X線フォトン検出の下限値（keV）を適切に設定することで，恣意的に電気ノイズを除去できる。低線量撮影や体格の大きい患者，および，肩や骨盤などのX線減弱が大きい領域でも画像ノイズの上昇とアーチファクトの発生を抑えるこ

とが可能となる。また，CT値の精度が向上するため[3]，定量解析の精度向上も期待できる（図9）。

3．X線検出感度の向上（画像コントラスト向上）

EIDでは低エネルギー領域のX線フォトン検出感度が低いのに対して，PCDは30〜100keVの範囲でほぼ一定であり，ヨード造影剤や軟部組織のコントラスト・ノイズ比（CNR）が向上する。頭部単純検査における白質，灰白質のCNRがEIDと比較して33.3％向上することや，40％の被ばく線量低減につながる可能性を示唆する報告[4]，さらには，同一線量でヨード造影剤のCNRを比較した場合，最大で70％のCNR向上が得られるとの報告[5]もあり，CNR向上を被ばく低減や造影剤低減として還元することで，より低侵襲なCT検査が可能となる（図10）。

4．エネルギー情報の活用（常時スペクトル解析）

PCDは，パルス波高を閾値ごとに用意したカウンターで計測する仕組みとなっており（図11），2つのエネルギー binの情報を利用することで，retrospectiveにdual energy解析が可能となっている。本装置では，仮想単色X線画像やヨードマップ画像，仮想非造影画像を標準的な出力画像とする運用となるため，撮影に使用した管電圧に依存しないコントラスト情報の提供が可能である。

心臓領域では，高い空間分解能と，

DSCTによる時間分解能（シャッタースピードの速さ）を生かしたスペクトラルイメージングが可能であり，冠動脈CTの診断精度向上に貢献することができる。現在，冠動脈CTは，安定冠動脈疾患における第一選択の画像検査として有用性が強調されるようになっているが，一方で，高度石灰化（冠動脈カルシウムスコア＞1000）やコントロール不良の高心拍・心拍不整，および腎機能障害の患者には適さないとされている[6]。特に，高度石灰化病変については課題克服に向けた検討が続いており，石灰化の影響を排除した正確な血管内腔評価実現への期待が高いと言える。本装置は，高精細，かつ66msの時間分解能によるスペクトラルイメージングが可能となり，動きの影響を受けやすい冠動脈も対象とした新しい石灰化除去機能「Quantum PURE Lumen」を搭載している（図12）。Quantum PURE Lumenは，物質弁別と仮想単色X線画像を組み合わせたアルゴリズムを採用しており，画像からカルシウム成分を選択的に除去することに加え，任意のエネルギーレベル（keV）の画像表示が可能である。そのため，石灰化によるブルーミングの影響を受けない内腔評価ができ，従来，冠動脈CTの適応を制限させてきた高度石灰化病変の診断能向上が期待できる[7]。また，Quantum PURE Lumenは，末梢動脈である四肢動脈や頸動脈，腎動脈，および大動脈の閉塞性疾患への応用も可能で，冠動脈CTをはじめ，CT検査の適応範囲の拡大に期待できる。

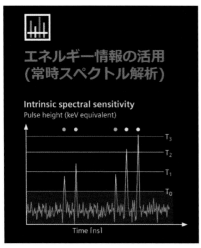

図11　エネルギー情報の活用

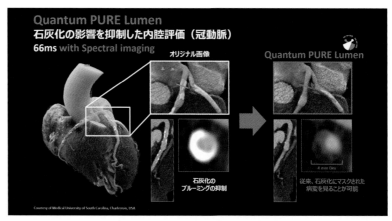

図12　Quantum PURE Lumen による冠動脈石灰化の除去

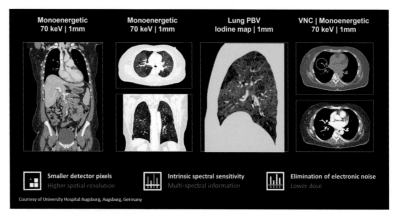

図13　慢性血栓塞栓性肺高血圧症を示唆する症例

CTを再定義する Dual Source Photon-counting CT NAEOTOM Alpha

　ここまで述べてきたPCDの特長すべてを，SSCTではなくDSCTに搭載できたメリットは大きい。66msの高い時間分解能に加え，737mm/sの高速撮影と同時に，高精細でありながら低被ばく線量，そしてスペクトラルイメージングを実現でき，定量性も担保される。第3世代まで進化を遂げてきたDSCTの新しい高みへの飛躍を，NAEOTOM Alphaが担う。

　図13に示す症例は，肺塞栓症の既往歴を持つ患者で，全身状態が悪いことから，がんの罹患が疑われ，腫瘍検索を目的とした造影CT検査が実施された症例である。Photon-counting CTでは，高分解能画像（70keV）において，肺高血圧症に伴う形態学的な特徴が示され，肺野のモザイクパターンも観察されている。また，本症例は，肺血管の解剖構造や肺実質の血流評価に適した撮影タイミングではなかったが，同一収集データからlow keV（45keV）画像を作成することで肺動脈の形態評価も可能で，ヨードマップ画像では肺血流の低下が描出されている。仮想非造影画像（VNC）では，肺血流低下に関連する石灰化した血栓も示されており，腫瘍検索を目的とした造影検査ではあったが，患者の既往歴と画像情報から慢性血栓塞栓性肺高血圧症を示唆する情報が同時に取得できたことに意義があった一例である。

　胸部領域では，病理画像に迫るような高い解像度が求められるほか，肺血管疾患などでは機能情報を評価することも重要とされている。従来，撮影スピードや高分解能画像，さらには機能情報を同時に評価するためには，複数の撮影モードを使い分ける必要があり，CT装置以外のモダリティを利用するケースもあったが，本装置では一度の撮影で詳細な形態情報の把握と機能情報を取得可能となる。

◎

　第108回北米放射線学会（RSNA 2022）では94演題，欧州放射線学会（ECR）2023においては43演題の本装置に関する発表がなされており，四半世紀ぶりのCT分野におけるゲームチェンジャーに多くの期待が集まっている。世界初の臨床用Photon-counting CT NAEOTOM Alphaは，従来のEID-CTでは成し得なかった高空間分解能と低被ばく線量，スペクトラルイメージングの同時撮影に加え，DSCTによる高い時間分解能と高速撮影の併用も実現している。今後，NAEOTOM Alphaが臨床現場にもたらす新たなイノベーションに注目したい。

＊自社調べ

●参考文献
1) Flohr, T., et al. : Photon-counting CT review. *Phys. Med.*, 79 : 126-136, 2020.
2) Rajendran, K., et al. : First Clinical Photon-counting Detector CT System : Technical Evaluation. *Radiology*, 303（1）: 130-138, 2020.
3) Symons, R., et al. : Low-dose lung cancer screening with photon-counting CT : A feasibility study. *Phys. Med. Biol.*, 62（1）: 202-213, 2017.
4) Pourmorteza, A., et al. : Photon-Counting CT of the Brain : *In Vivo* Human Results and Image-Quality Assessment. *Am. J. Neuroradiol.*, 38（12）: 2257-2263, 2017.
5) Euler, A., et al. : High-Pitch Photon-Counting Detector Computed Tomography Angiography of the Aorta: Intraindividual Comparison to Energy-Integrating Detector Computed Tomography at Equal Radiation Dose. *Invest. Radiol.*, 57（2）: 115-121, 2022.
6) JCS Joint Working Group : JCS 2022 Guideline Focused Update on Diagnosis and Treatment in Patients with Stable Coronary Artery Disease. *Circ. J.*, 86（5）: 882-915, 2022.
7) Allmendinger, T., et al. : Photon-Counting Detector CT-Based Vascular Calcium Removal Algorithm : Assessment Using a Cardiac Motion Phantom. *Invest. Radiol.*, 57（6）: 399-405, 2022.

特別企画
第26回
CTサミット
CT未来予想図
CT SUMMIT
since 1997

技術講演 フォトンカウンティングCT

日常における
フォトンカウンティングCT
現場のリアル

吉田　亮一　東海大学医学部付属病院放射線技術科

フォトンカウンティングCTが2022年に臨床導入されてから約1年が経過した。フォトンカウンティングCTの登場は放射線分野の大きなトピックであり，学会などでも注目されている。従来型のCTとの大きな違いは，その名のとおり，フォトンカウンティングディテクタを検出器として使用しているところである。これまでCTの検出器と言えば，一般的に固体シンチレーション検出器が使用されていた。約25年ぶりの検出器の大きな変化は，CT業界における革命とも言える。CTにおいて検出器は心臓部であり，この検出器部分が変わるということは，「CT装置」という概念をゲームチェンジする可能性を秘めている。

フォトンカウンティングCTの特徴として，高い空間分解能，優れた検出効率，そしてスペクトラルイメージが挙げられ，論文などでも報告されている[1]。本稿では，このようなフォトンカウンティングCTの特徴を踏まえ，当院での臨床応用についてお伝えする。

東海大学医学部付属病院におけるフォトンカウンティングCT

東海大学医学部付属病院では，2022年6月からアジア，日本共に1号機としてフォトンカウンティングCTが稼働している。各診療科においても徐々に認知されてきており，特に整形外科，耳鼻咽喉科・頭頸部外科，脳神経外科，画像診断科からは，フォトンカウンティングCTを使用した撮影依頼が多くなってきている。

整形外科領域

整形外科の領域については，画像を見てもらえば一目瞭然で，従来型のCTよりも微細な構造の描出に優れているのがわかる（図1 b）。細かな骨梁が観察できるのと同時に，ノイズが少ないことも特長として確認できる。ノイズが少ないことで，従来では骨条件の原画像から3Dを作成するとノイズが目立ち観察しにくかったが，フォトンカウンティングCTでは，骨条件画像を基に3Dを作成してもノイズは目立たず，よりリアルに解剖学的構造を観察することが可能となる。

X線の画像（図1 a）と比較しても，骨梁の見え方は遜色なく観察でき，CTであれば，当然多断面再構成を行うことで任意の角度から画像を作成し観察することができるので，メリットは大きい。また，今までよりも詳細なデータを持っているため，そこから作成されるボリュームレンダリング（VR）画像（図1 c）などを使用し，X線の撮影角度の検討や再撮影などの教育素材として適していると考える。

耳鼻咽喉科・頭頸部外科領域

現時点において，フォトンカウンティングCTの特徴を最大限に発揮できるのが，中内耳領域の検査であると考える。フォトンカウンティングCTでは最小0.2mmスライスの画像を取得することができ，日常の検査でアブミ骨なども明瞭に画像化することが可能となった。従来型のCTと比較してもその違いは明らかで，同一患者のフォローアップの画像を比較すると，フォトンカウンティングCTの方が画像全体のノイズが少なく，神経管もしっかりと確認することができる（図2）。鼓膜穿孔症例においても，従来型CTでは鼓膜自体を確認することが難しいが，フォトンカウンティングCTでは鼓膜を観察でき（図3），穿孔しているのも明瞭に写し出されている（→）。中内耳領域では，診断に確信度を与えるという意味で非常に重要な役割を果たしていると言える。

また，われわれ診療放射線技師は，

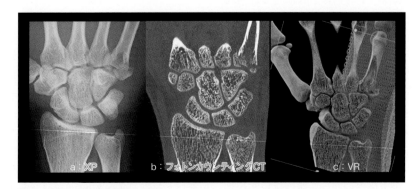

図1　微細な構造の描出
bの画像は，従来型のCTよりも明らかに微細な構造の描出に優れている。

〈0913-8919/23/￥300/論文/JCOPY〉

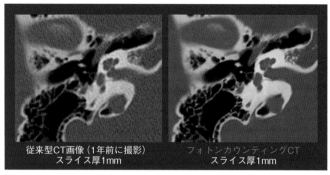

図2　中耳，内耳（右耳横断像：正常解剖従来比較）

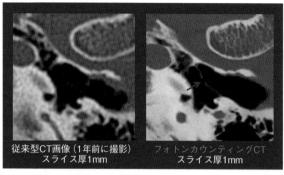

図3　聴器（鼓膜穿孔症例）

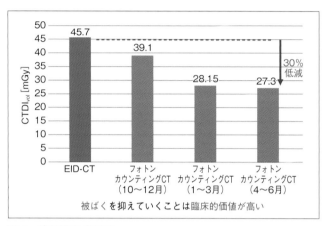

図4　線量管理（聴器）

被ばくを抑えていくことは臨床的価値が高い

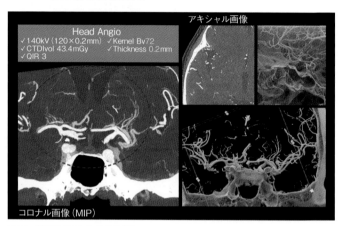

図5　頭部CTAと3D画像

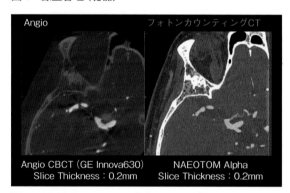

図6　CBCT vs. フォトンカウンティングCT
　　　（0.2mmスライス厚）

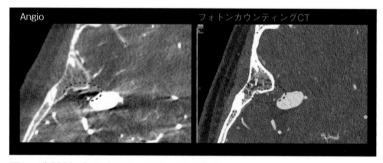

図7　造影剤に起因するアーチファクトの比較

きれいな画像を撮影するだけでなく，常に被ばくを意識しなければならない。CT検査は放射線をキャリアにする以上，被ばくは避けられないが，可能なかぎり被ばくを抑えるよう検討していく必要がある。当院においても，フォトンカウンティングCT導入後，聴器の撮影において定期的に線量の見直しをすることで，従来型CTよりもCTDI$_{vol}$を30%低減することができた（図4）。被ばくを抑えることは，良い意味でCT検査のハードルを下げ，診断する医師にとっても，検査を受ける患者にとってもメリットがあり，臨床的価値が高いと言える。

脳神経外科領域

前述のとおり，フォトンカウンティングCTは空間分解能が高いこと，ノイズに強いことは，画像からも理解できる。さらに，もう一つの特長として，検出効率の高さが挙げられる。当然，これまでの特徴を考慮すれば，頭部CTAのような細かい血管を描出する検査は得意な領域だと言える。日常の診断の中で，当たり前のように穿通枝を観察できる（図5○）。アキシャル画像ではボールペンの先で描いたようにくっきりと，また，3D画像でも確認できる（図5 右）。ここ

まで細かな血管がCTで撮影できるようになってくると，気になるのは血管造影との比較である。図6に，血管造影におけるコーンビームCT（CBCT）画像とフォトンカウンティングCTの同一患者での画像を示す。共に0.2mmのスライス厚の画像である。血管造影と比較しても遜色のない画像が撮影できているのが確認できる。また，血管造影では，大きな動脈瘤があると造影剤に起因するアーチファクトが生じてしまうが，フォトンカウンティングCTではアーチファクトが抑えられているのがわかる（図7○）。こういったケースでは，フォトンカウンティングCTの方が優れた画像につなが

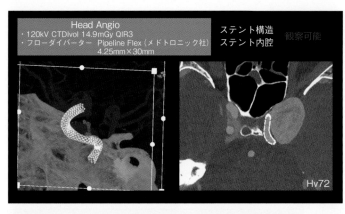

Head Angio
・120kV CTDIvol 14.9mGy QIR3
・フローダイバーター　Pipeline Flex（メドトロニック社）
　　　　　4.25mm×30mm

ステント構造
ステント内腔　観察可能

Hv72

図8　ステント全体の形状と
　　　ステント内腔のイメージング

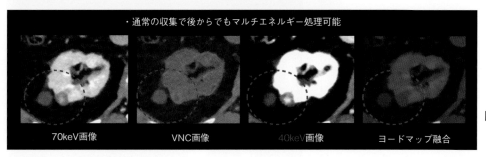

・通常の収集で後からでもマルチエネルギー処理可能

70keV画像　　　VNC画像　　　40keV画像　　　ヨードマップ融合

図9　口唇腫瘤の精査で
　　　偶然発見された
　　　右腎腫瘍の症例

る可能性がある。静脈注射（iv）で血管造影に匹敵する画像が得られるということは，患者にとっても非侵襲的で安全，安心な医療が提供できていると考える。最近では，大型脳動脈瘤の最新治療法として，フローダイバーターステント治療が行われるようになってきている。フォトンカウンティングCTで撮影を行うことで，従来型CTとは比較できないほど明瞭にステント内腔やストラットの形状が評価可能となっている。ステント全体の形状とステント内腔のイメージングは，非侵襲的な画像診断法として非常に有用であると考える（図8）。今まで，脳動脈瘤の症例では，診断，治療，フォローアップと複数回のカテーテル検査を必要としてきたが，フォトンカウンティングCTの登場により，治療以外の診断やフォローアップに関してはフォトンカウンティングCTで十分ではないかと脳神経外科の医師とディスカッションが行われている。このような動きは，医師の働き方改革の部分にも貢献することができ，患者にとってもカテーテル手技が少なくてすみ，非常にメリットが高いと言える。

画像診断領域

　当院では，フォトンカウンティングCTが稼働し始めて1年経ったが，幸い

なことに各病院から見学に来ていただいたり，フォトンカウンティングCTのディスカッションができる機会を与えていただいた。その中で，意外に知られていないこととして，ルーチンの検査がvirtual monochromatic image（VMI）であるということ，つまりkV画像ではなく，keV画像がルーチンとなっていること，また，常にスペクトラルイメージを作成することができるということで驚かれることが多い。これは，シーメンスの特徴である2管球を使用した高速二重らせん撮影（Flash Spiral）でも可能となる。常にスペクトラルイメージを作成できることは，インシデンタルな画像所見があった時に大きな力を発揮する。図9は，口唇腫瘤の精査で偶然発見された右腎腫瘍の症例である。造影のみの撮影となっているため，腎臓部分にある腫瘍が造影剤の影響で染まっているのか，最初からCT値が高いcystなのかの鑑別をつけるのが困難である。しかし，virtual non-contrast（VNC）画像や40keV画像，ヨードマップ画像を作成してみると，明らかに血流がある造影剤によって濃染されていることがわかる（図9）。このように，後からプラスアルファとなる画像を作成できることは，画像診断科にとって強みになっている。また，今まで臨床の現場において，dual energyで撮影す

べきか，Flash Spiralで撮影すべきか，どちらかを選択しなければいけないケースがたびたびあった。心臓周囲の大血管の撮影は，まさにその代表格である。理想は静止した画像が撮影できて，スペクトラルイメージデータを持っていることである。しかし，動きのある物体を撮影すると，dual energy撮影ではピッチに制限が出てくるので，どうしてもモーションでブレてしまう。もちろん，その撮影画像でスペクトラルイメージを作成しても，ブレてしまうのは当然である。かといって，Flash Spiral撮影では静止している状態に近い画像を撮ることができるが，今度はスペクトラルイメージを作成することができなかった。しかし，フォトンカウンティングCTでは，Flash Spiralを使用してもスペクトラルイメージを作成することができる。ここから作成される画像は，今までよりかなり理想に近いということがわかる（図10）。当院の渡辺らの実験によると，ヨード濃度が既知のファントムを高速撮影しても，ヨード値の安定性が高く，相対誤差が少ないという結果となっている（図11）。この結果から，高速撮影を用いてもVMIの精度が高いということがわかるので，非常に臨床において使い勝手が良いのがわかる。当院では，食道がん術前に気管支動脈の位置を把握するためにダイ

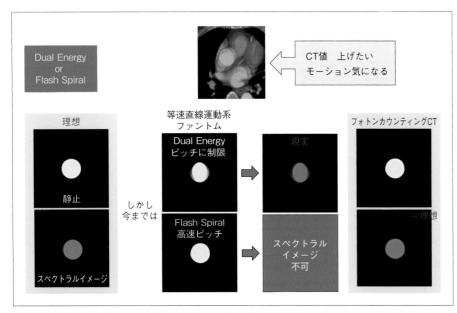

図10　フォトンカウンティングCTによるスペクトラルイメージングとFlash Spiralの両立

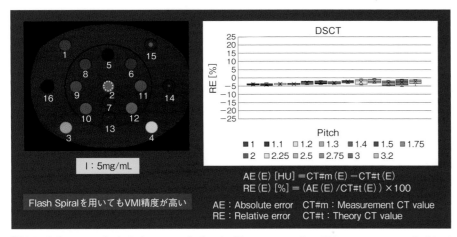

$$AE (E) [HU] = CT\#m (E) - CT\#t (E)$$
$$RE (E) [\%] = (AE (E) / CT\#t (E)) \times 100$$

AE：Absolute error　CT#m：Measurement CT value
RE：Relative error　CT#t：Theory CT value

図11　Influence of pitch factor variation in Photon-counting CT on accuracy of virtual monochromatic image
（Shingo Watanabe, Takuto Katayama, Kengo Nishizawa, Hiroki Mori, Ryoichi Yoshida, Department of Radiology , Tokai University Hospital）

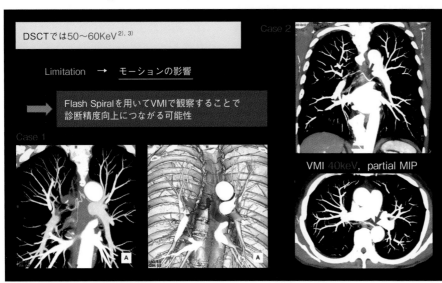

図12　食道がん術前：気管支動脈
Case 1：Flash Spiralを用いることで，振動の影響を受けず，気管支動脈を描出できている。
Case 2：造影効果が乏しかった症例においても，40keVを使用することで明瞭に気管支動脈を確認できる（↓）。

ナミック検査を行っている。当院の野村らの報告[2]によると，dual energy CTでは50〜60keVが最適であるとのことであるが[2,3]，その中で動きというのはどうしてもリミテーションになってしまう。しかし，Flash Spiralを用いVMIで観察することで，診断精度向上につながる可能性があると考える（図12）。

◎

　本稿では，フォトンカウンティングCTを使用している現場のリアルな情報をお伝えさせていただいた。日常において，フォトンカウンティングCTの画像が臨床で使用されるようになり，徐々にではあるが，診断に変化を与え始めている。今までは特別な条件において行っていた特別な撮影，特別な画像の「特別」が，「普通」の検査として画像を提供できるようになっている。一方で，一般的な検査として，0.4mm（UHRmodeでは0.2mm）のスライスデータやマルチエナジーデータを持っているので，1検査あたり今までよりも膨大なデータ量が発生する。データ量の多さは業務において大きな問題となっている。また，今後はフォトンカウンティングCT撮影希望の依頼が増加していくことが考えられる。このような問題点も念頭に入れながら，効率良く検査室の運用を考えていかなければならない。

　今後，世の中にあるCTがフォトンカウンティングCTに置き換わっていくことは間違いないだろう。その中で，われわれ診療放射線技師はこの変化に対応し，フォトンカウンティングCTのメリットを十分に理解し，患者にしっかりとフィードバックしていかなければならない。CTの完成形と言われるフォトンカウンティングCTがCTの分野を再定義し，画像診断の可能性を広げることに期待したい。

●参考文献
1) Rajendran, K., Petersilka, M., et al. : First Clinical Photon-counting Detector CT System : Technical Evaluation. *Radiology*, 303 (1) : 130-138, 2022.
2) Nomura, T., Niwa, T., et al. : Visibility of bronchial arteries using virtual and advanced virtual monoenergetic imaging. *Acta Radiol.*, 61 (12) : 1618-1627, 2020.
3) Ma, G., He, T., et al. : Improving Image Quality of Bronchial Arteries with Virtual Monochromatic Spectral CT Images. *PLOS ONE*, 11 (3) : e0150985, 2016.

特別企画
第26回
CTサミット
CT未来予想図
CT SUMMIT since 1997

技術講演 フォトンカウンティングCT

フォトンカウンティングCTを用いた循環器疾患の画像評価：臨床応用と今後の可能性

川畑 秀一 大阪大学医学部附属病院医療技術部放射線部門

PCD-CT (photon counting detector-CT) は，次世代のCT装置として脚光を浴びており，シーメンス社製「NAEOTOM Alpha」は，ほかの医療機器メーカーよりもいち早くPCD-CTを臨床機としてリリースした。2022年ITEMにて国内初展示を迎えてから，わずか1年余りでさまざまな施設に導入されている。論文報告や学会報告でも注目され，まさにCTの歴史におけるイノベーションとしてその期待を集めている。

PCD-CTの特徴としては，従来のEID-CT (energy integrating detector-CT) では失われていたX線フォトンが保持するエネルギーを波高パルスとして計測し，個々にフォトンをカウントすることで，撮影画像よりスペクトラル解析が可能となっている。X線を直接電流に変換することで電子ノイズが除去されSNRの向上と，検出器に隔壁を必要としないことにより従来のEID-CTよりはるかに高分解能な画像の取得が可能となっている。

従来のCTでも高分解能な画像の撮影は行われてきていたが，スライス厚が薄くなると当然のごとく画像ノイズの影響を受けるため，撮影線量の増加ならびに撮影時間の延長による呼吸や臓器の動きの影響を受けてしまう問題点があった。特に，撮影時間の延長は，心臓などの常に動いている臓器にとってはモーションアーチファクトを発生させてしまうため，循環器領域における高分解能イメージングは臨床的に困難であった。

NAEOTOM Alphaは，PCD-CTの技術とシーメンスが培ってきたDual Source CT，2つの技術により，高精細な画像を低被ばくで取得でき，2管球による撮影時間の短縮が可能となった。この技術は，これまで循環器領域においては不可能とされていた高分解能イメージングを克服するものであり，近年では，CTによる冠血流予備能比 (FFR-CT) の推進や，日本循環器学会から2022年に新しく「JCSガイドラインフォーカスアップデート版 安定冠動脈疾患の診断と治療」も発表されたことにより，心臓CTファーストが提唱されるなか，PCD-CTの登場により，冠動脈内の狭窄や石灰化のより正確な評価を可能とし，心臓の弁や心筋の微細な解剖学的情報の取得から病変の早期発見を行い，治療戦略のサポートにおける重要な役割を果たすソリューションとなる。

当院では，国内5施設目として2023年2月よりNAEOTOM Alphaの稼働を迎え，現在導入後5か月を経過し，臨床検査においては頭部，胸部，腹部まで，さまざまな撮影領域と検査目的に応じてNAEOTOM Alphaを使って検査を行っている。当院では，心臓CT検査においても循環器医師からのNAEOTOM Alphaでの撮影依頼も求められる。本稿では，循環器領域におけるNAEOTOM Alphaが示す臨床的有用性について，「フォトンカウンティングCTを用いた循環器疾患の画像評価：臨床応用と今後の可能性」というテーマで，NAEOTOM Alphaが持つ技術と臨床画像を紹介する。

NAEOTOM Alphaの技術革新について

循環器領域における撮影において，特にNAEOTOM Alphaは，Dual Source CTとしての高い時間分解能 (ハーフ再構成：66ms) を有しており，管球回転速度も0.25秒/回転にて撮影が可能となっている。高速撮影を可能としていながら，従来のEID-CTと比べて約3倍も空間分解能は向上している。

NAEOTOM Alphaでは，撮影の際に2つの撮影モードがある。まずは，スタンダードモード，これは検出器0.4mmの144素子数を使った撮影で，再構成できる最小スライス厚は0.4mmとなっており，スペクトラル画像の作成が可能となった撮影モードである。次に，Ultra-High Resolutionモード (UHRモード) は，検出器0.2mmの120素子数を使った撮影で，体軸方向のスライス厚は0.2mm，面内の分解能は0.11mmを実現している。このように，使用する検出器のピクセルサイズ (素子のサイズ) がモードで変わることにより，循環器領域でも0.2mmスライス厚の高分解能イメージングとスペクトラル画像を持つ撮影が可能となった。しかし，UHRモードでの撮影はT3Dという従来の積算型のエネルギー画像 (連続スペクトラル画像) となり，現在のソフトウエアのバージョンでは，「Monoenergetic Plus」画像は再構成できない。そのため，当院では2つのモードを使い分けている。通常の心臓CT検査は，スタンダードモードで0.4mmスライス厚の再構成画像で，

〈0913-8919/23/¥300/論文/JCOPY〉

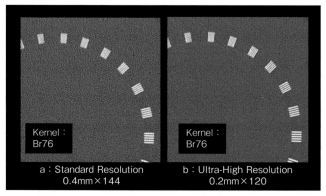

図1　撮影モードにおける高コントラスト分解能
　　a：スタンダードモード
　　b：UHRモード

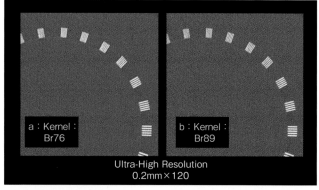

図2　Kernelの活用
　　再構成に用いるkernelが高くなるほど分解能が高くなる。UHRモードは
　　スタンダードモードに比べより使用できるkernelの種類が多く，Br89で
　　はよりシャープな画像になりエッジ情報の表現が可能である。

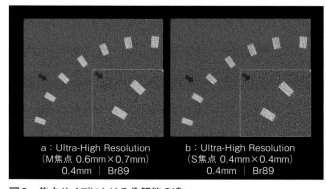

図3　焦点サイズにおける分解能の違い
　　a：UHRモード　M焦点, b：UHRモード　S焦点

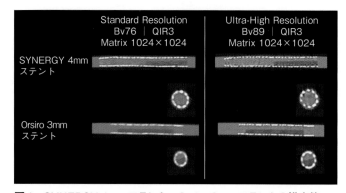

図4　SYNERGY 4mmステント，Orsiro 3mmステントの描出能
　　ステントのストラットはUHRモード (kernel：Bv89) で顕著に見えやすく
　　なっている。3mm径のステントはスタンダードモードでは表現できていない。

スペクトラル解析（Monoenergetic Plus や Quantum PURE Lumen，PURE Calcium，Iodine map）画像を作成している。経皮的冠動脈形成術（PCI）後などの血行再建後のステント再狭窄の評価を目的とした症例はUHRモードで撮影を行っている。

UHRモードの活用

　循環器領域においては冠動脈の末梢血管や微細な血管形態の情報を描出することは重要であり，NAEOTOM AlphaのUHRモードでの撮影は，スタンダードモードの撮影と比べてどれほど高コントラスト分解能が向上するか，「Catphan CTファントム」（東洋メディック社製）にて評価を行った。また，UHRモードでは，よりシャープな再構成kernelを使用することができる。今回は，Catphan CTファントムを使って撮影モード，kernelの違いによる画質評価を行ったのでお示しする（図1〜3）。

焦点サイズによる分解能の変化

　NAEOTOM Alphaでは，S，M，Lの3種類の焦点サイズを使用していることがわかった。心電図同期撮影においては，S焦点（0.4mm×0.4mm）とM焦点（0.6mm×0.7mm），L焦点（0.8mm×1.1mm）の撮影が用いられ，スタンダードモードではL焦点，UHRモードではS焦点，M焦点で撮影が可能となっている。焦点サイズの決定は，X線管球における消費電力のワット数（W）に準じており，S焦点では4600W，M焦点では8000W，L焦点では1万3000Wといった仕様になっていることがわかった。NAEOTOM Alphaは，ほかのCT装置メーカーと比べてもかなり焦点サイズが小さく，心臓領域においても小焦点での撮影が可能となっている。本検討では，ピッチファクタを少し下げることでX線管球の消費電力を減らし，

S焦点とM焦点でファントム撮影を行ったが，S焦点を使うことによってM焦点よりもCatphan CTファントムの細かなチャートを表現できており（図3➡），より高い分解能が得られることが明らかとなった。

ステントサイズによる画像評価

　Catphan CTファントムでの実験により，実際に冠動脈ステントを撮影し，スタンダードモードとUHRモードの撮影モードによる違い，再構成できるkernelによる比較から，ステントストラットの視認性を評価してみた。図4は，コバルトクロム製のステント「SYNERGY」（ボストン・サイエンティフィック社製）4mmと「Orsiro」（バイオトロニック社製）3mmを，スタンダードモードとUHRモードで撮影を行ったものであるが，UHRモードでは，スタンダードモードに比べ高分解能なkernelが適用でき，ステ

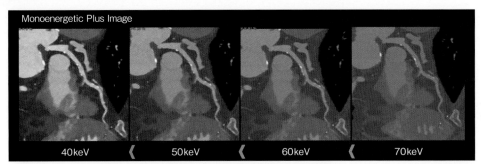

Monoenergetic Plus Image

40keV 50keV 60keV 70keV

図5　スペクトラル撮影における Monoenergetic Plus画像
低keV画像では造影コントラスト上昇，プラークの描出がより明確になった。

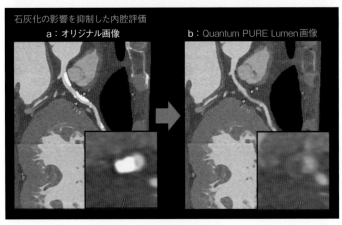

石灰化の影響を抑制した内腔評価
a：オリジナル画像　　　b：Quantum PURE Lumen画像

図6　Quantum PURE Lumen画像によるブルーミングアーチファクトの低減
石灰化によって評価できなかった血管内腔の評価が可能になった。

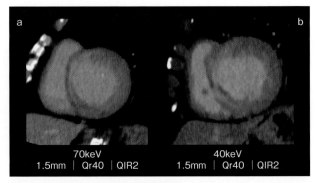

70keV 1.5mm Qr40 QIR2　　40keV 1.5mm Qr40 QIR2

図7　PCD-CTによる遅延造影画像
a：70keV短軸画像
b：40keV短軸画像

ントストラットのCT値の上昇と形状もより細かく描出されていることがわかる。また，ステント内腔においてもリピッドリッチプラークの評価も可能となっており，ステント形状の評価，プラークの評価における有用性が示された。

スペクトラルイメージングの活用

　NAEOTOM Alphaでは，66msの高い時間分解能と最速ピッチ3.2（73cm/s）の高速撮影が可能であり，心臓撮影におけるモーションアーチファクトの影響を抑えながらのスキャンを可能にしている。従来，冠動脈疾患においては高体重の患者もしばしば見られ，高管電圧撮影により画質の低下を防いでいたが，造影コントラストも低下してしまうため，高濃度造影剤を使って造影濃度を持ち上げるなどの，患者にとってはデメリットも生じていた。PCD-CTでは40〜190keVで1keVごとに画像化が可能であり，Monoenergetic Plus画像により患者に適したkeV画像が作成でき，撮

影管電圧の変更も必要ないため，被ばく低減にも有用である。また，冠動脈疾患において低keV画像は，血管内のプラークの性状診断の向上，定量的評価も期待できる（図5）。

　Quantum PURE Lumenは，物質弁別と仮想単色X線画像の組み合わせというPCD-CT特有のアルゴリズムにより，virtual non-calcium（VNCa）＋Water＋Iodineを作成できる。これまで冠動脈の高度石灰化は，ブルーミングアーチファクトを引き起こすことにより，内腔の評価において狭窄率の過大評価を及ぼす原因となっていた。Quantum PURE Lumen画像により石灰化のブルーミングアーチファクトを排除した血管内腔の評価が可能となり，これまで石灰化にマスクされていた病変を見ることができ，不要な冠動脈造影検査を回避することが期待できる（図6）。

遅延造影における PCD-CTの有用性

　当院では，心臓CT検査において遅延

造影による心筋評価の依頼件数は増加傾向にあり，特に，経カテーテル大動脈弁留置術（TAVI）術前・術後においてはほぼ全症例遅延造影を行っており，遅延造影症例はNAEOTOM Alphaを使って撮影を行っている。「2020年版心アミロイドーシス診療ガイドライン」[1]では，遅延造影CTは心筋線維化の評価において三次元的な評価を可能とし，心臓MRIの代替手段として推奨クラスⅡaと強い推奨を受けている。ペースメーカー患者やTAVIなどのデバイス留置患者はアーチファクトの影響を受けるため，心臓MRIでの画像評価が困難とされる。また，撮像時間もかかるため，高齢な患者には負担もある。一方，心臓CT検査は短時間で撮影が可能であるが，MRIと比べると画像コントラストの低下は否めず，低管電圧撮影を行う施設もあるが，画像ノイズの影響や造影剤の使用量についてはまだまだ問題がある。

　図7はサルコイドーシスの症例における遅延造影画像で，スタンダードモードで撮影を行った。使用造影剤量は

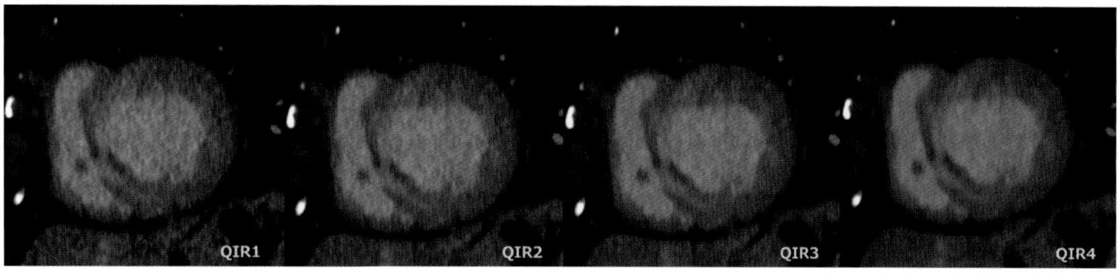

QIR1　QIR2　QIR3　QIR4

図8　QIRによるノイズ低減

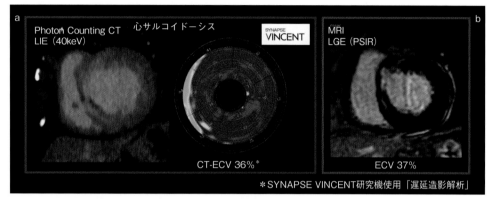

図9　PCD-CTより求めたCT-ECV（a）とMRIで求めたECV（b）

600mgI/kgとし，注入5分後に撮影を行った。70keV画像でも十分に中隔部分の遅延領域が明瞭なコントラストが得られている。また，40keVの低エネルギー画像でも画像ノイズの影響は見られるが，NAEOTOM Alphaにはフォトンカウンティング専用の逐次近似再構成アルゴリズム「Quantum Iterative Reconstruction（QIR）」再構成が可能である。QIRは1～4で設定でき，QIR1ではSD12，QIR4ではSD6と，画像ノイズ低減効果も得られ，遅延領域の描出に効果をもたらす（図8）。NAEOTOM Alphaでは，画像ノイズの影響を減らし，遅延造影にその効果を発揮できる。この症例では，CTにおける遅延造影にて中隔の遅延領域が指摘され，後日MRI検査が追加された。その後，CT画像とMR画像を比較したが，どちらも同様の遅延造影結果が確認された。

フォトンカウンティングを使ったCT-ECVの有用性について

　遅延造影における心筋のviabilityの評価においては，サブトラクション法とdual energy CTによるヨードマップ法がある。また，最近では，専用のアプリケーションを使用してECV map（extra cellular volume：細胞外容積分画）を作成できる。当院では，富士フイルムメディカル社製「SYNAPSE VINCENT（研究機）」の「遅延造影解析」を用いてviabilityの解析を行っている。CT-ECVの評価においては，どの解析法においてもやはり画像ノイズの影響を受けるため，SNR，CNRの高い画像や再構成法の選択が必要になってくる。PCD-CTで得られた画像は高いコントラストと低いノイズから，アプリケーション解析においても心筋・心腔の同定精度も上がり，MRIと同等の精度を示すECVが得られ，視覚的にも十分評価可能である（図9）。

　NAEOTOM Alphaでは，単純CTにおける心筋/心腔領域のヨード量を測定してみると0mg/mLの値を示し，X線の検出感度向上によるヨード量の精度向上も見られることから，CT-ECVの定量評価が期待できる。

　現在，viabilityの評価について，ガイドラインなどではMRIの方が確立しているが，今後はPCD-CTによるエビデンスの構築，撮影法の標準化が進めば，臨床におけるさらなる期待と付加価値が見いだされる。

◎

　NAEOTOM Alphaの登場によって

もたらされた，循環器領域における精度の高いスペクトラル撮影と高精細な画像の取得は，今後の治療ならびに診断に大きく役立つものになると確信できる。特に，精度の高いヨードマップ画像は今後のCT-ECVの定量化を可能にし，高精細な画像はステントの形状から血管内腔の評価に適しており，心臓領域における高コントラスト分解能，低コントラスト分解能のどちらも優れたイメージングを示している。

　海外においては，NAEOTOM Alphaでは高分解能のイメージングを可能にしたまま診断参考レベルを十分下回る線量での撮影が可能との報告[2]もあり，今後は国内における被ばく線量の低減化や造影剤の低減も期待したい。

〈謝辞〉
第26回CTサミットにおいて講演の場を与えてくださいましたCTサミット当番世話人の大沢一彰先生をはじめ，実行委員長の吉川秀司先生，関係者の皆様に厚くお礼申し上げます。また，本検証に当たりサポートしていただいたシーメンスヘルスケア株式会社の関係者に深く感謝申し上げます。

●参考文献
1）2020年版 心アミロイドーシス診療ガイドライン. 日本循環器学会, 2020.
2）EUCLID : European study on clinical diagnostic reference levels for X-ray medical imaging. ESR EuroSafe Imaging.

特別講演1

CT画像再構成法の変遷

檜垣　徹　広島大学大学院先進理工系科学研究科

近年のCT装置の発展はめざましく，多列検出器CTに始まり，面検出器CT，高精細CT，そしてフォトンカウンティング検出器CTと，進化の一途をたどっている。ソフトウエアに着目しても，広く利用されていたフィルタ逆投影法 (filtered back projection：FBP) から逐次近似再構成法 (iterative reconstruction：IR)，そして深層学習応用再構成法 (deep learning based reconstruction：DLR) と，目まぐるしい変化が見られる。本稿では，変遷するCTの画像再構成法に着目し，その分類を改めて整理し，原理や画質の特性について解説する。

狭義の画像再構成法

CT撮影によって最初に得られるデータは，サイノグラムと呼ばれる投影空間のデータである。サイノグラムから実空間のCT画像に変換するプロセスを画像再構成と呼ぶ。昨今の画像再構成法では，データの空間を変換する処理に加えて，ノイズ低減や線質効果補正など，付随的な処理を組み合わせたものが一般的である。ここで，データ空間を変換する処理のみを指したものを「狭義の画像再構成法」，一連の処理を組み合わせたものを「広義の画像再構成法」と定義し，まずは以下で，狭義の画像再構成法の原理や特徴について解説する。

1. フィルタ逆投影法

FBPは，撮影時のX線のパスに沿ってサイノグラムを逆投影することで断面画像を得る再構成法で，シンプルな処理であることから広く利用されている。

逆投影する際にフィルタ関数 (再構成関数，再構成カーネルなどと呼ばれる) を用いてボケを抑制し画質を調整することから，フィルタ逆投影法と呼ばれる。FBPは簡便で処理が高速という特徴を有するが，X線のビーム形状や検出器の画素サイズなどは考慮されず，さまざまなモデル簡略化が織り込まれている。また，FBPにはノイズを低減する仕組みが含まれないことから，特に低線量撮影においては何らかのノイズ低減処理を組み合わせる必要がある。

2. 逐次近似再構成法

IRは，FBPと同様に，逆投影に基づく画像再構成法であるが，再構成関数は用いず，また，再構成した画像が妥当であるかを評価し，反復的な処理で画質を改善する仕組みを有する。再構成した画像が撮影対象を忠実に表しているかを直接確認する術はなく，サイノグラム同士を比較することで間接的に評価する。すなわちIRでは，撮影対象をCTスキャン (＝順投影) したサイノグラムと，再構成した画像を順投影 (＝仮想CTスキャン) したサイノグラムを比較することで，再構成した画像が正確であるかどうかを判断する。両者の差分を最小化するよう逐次的に処理することから，逐次近似再構成法と呼ばれる。仮想CTスキャンの処理において，X線ビームの形状や検出器画素サイズ，線質効果現象など，さまざまな物理モデルを反映することができ，撮影対象を正確に画像化することができる一方で，処理時間が長くなるという特徴を有する。また，IR自体には画像ノイズを低減する仕組みは

含まれておらず，現実的なノイズを含むサイノグラムに適用する場合は，ノイズ低減処理を組み合わせる必要がある。

3. 深層学習応用再構成法

深層学習の応用が広がって以降，深層学習を用いた画像再構成法が開発された[1], [2]。狭義のDLRは，サイノグラムとそれに対応する断面画像を教師に学習することで，変換関数を近似することができる。教師データ次第でさまざまな特性を獲得できる可能性を秘めるが，最適化すべきパラメータ数が多く，一般的には計算コストが高いことから，まだまだ発展の余地があるだろう。

広義の画像再構成法

広義の画像再構成法は，前述の狭義の画像再構成法にさまざまな付随的な処理を加えた一連の処理を指すものと定義する。すなわち，さまざまなCTメーカーが発表・発売し，臨床で使用されている画像再構成法は，すべて広義の画像再構成法に該当する。したがって，広義の画像再構成法はCTメーカーごとに独自の処理となっており，一概にくくることは難しいが，それぞれの方法の一般的な概念について解説する。

1. フィルタ逆投影法

広義のFBPは，狭義の再構成処理に加えて，線質硬化補正などアーチファクトを低減するためのさまざまな処理が組み合わされている。前述のとおり，FBPにはノイズ低減処理が別途必要となることから，図1に示す量子フィルタを組み

〈0913-8919/23/￥300/論文/JCOPY〉

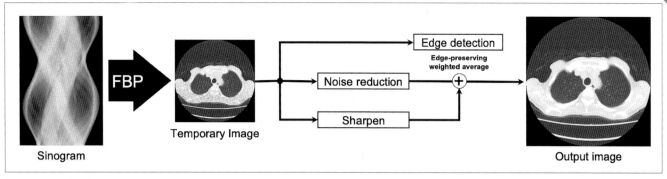

図1　FBP＋量子フィルタ

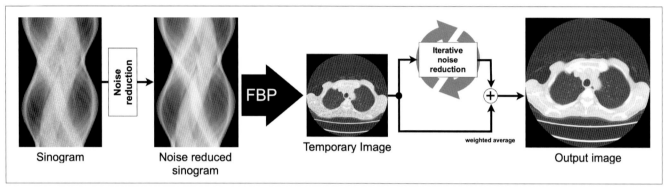

図2　逐次近似応用再構成法

合わせて使用することができる。量子フィルタは，まずFBPで画像再構成した後に，画像中からエッジに相当する部分を抽出し，エッジ周辺では尖鋭化を，平坦な領域では平滑化することで，エッジをぼかすことなくノイズを低減することができる。

2. 逐次近似応用再構成法

逐次近似応用再構成法（hybrid IR：HIR）は，IRの名を冠しているが，狭義のIRは用いられておらず，FBPに基づく再構成法である。逐次近似法の概念を応用することでノイズを低減することができる。図2に示すように，始めにサイノグラムに対するノイズ低減を行い，次にFBPで再構成，その後，逐次的な処理によって画像ノイズを低減する。サイノグラムに対するノイズ低減は，ストリークアーチファクトを効果的に低減することができる。FBPとほぼ同等の処理速度であり，現在ではほとんどの装置に標準搭載して販売されていることから，現時点での標準的な画像再構成法と呼んで差し支えないだろう。

3. モデルベース逐次近似画像再構成法

モデルベース逐次近似画像再構成法〔model-based IR（MBIR）〕は，反復処理を伴った再構成法であるIRにノイズ低減処理を組み合わせた画像再構成法である。前述のとおり，IRはサイノグラムを忠実に断面画像に変換する再構成法であり，ノイズを低減することはできない。図3に示すように，反復処理の中に正則化（regularization）と呼ばれるノイズを除去する処理を加えることで，低線量撮影時に増加する画像ノイズを抑制することができる。しかし，MBIRの本質はサイノグラムを忠実に断面画像に変換することにあり，ノイズ低減に優れているわけではない。処理時間も長いことから，対象をよく見きわめて使用する必要があるだろう。

4. 深層学習応用再構成法

広義のDLRは，一般的に狭義のDLRは使用されず，FBPに基づく画像再構成法である。図4に示すように，FBPで再構成した画像に対し，深層畳み込みニューラルネットワーク（deep convolutional neural network：DCNN）に基づく画質向上フィルタを適用することで出力画像の画質を向上させる[3]。始めにノイズ低減に主眼を置いたDCNNを用いたDLRが開発され，続いて空間分解能を向上させるよう学習したDCNNを用いた超解像DLR（super-resolution DLR：SR-DLR）が開発された。

画質の比較

1. 物理指標

それぞれの画像再構成法の画質を比較するため，冠動脈造影CTを模して3Dプリンタで作成した構造ファントム（CCTAファントム）を用いてノイズ特性と空間分解能を計測した。図5に示すように，CCTAファントムは胸郭，椎体，肋骨，肺，左心室，冠動脈を模した領域を有する。ノイズ特性は，希釈造影剤で満たされた左心室内腔にてnoise power spectrum（NPS）を計測した。空間分解能の指標としてtask-based modulation transfer function

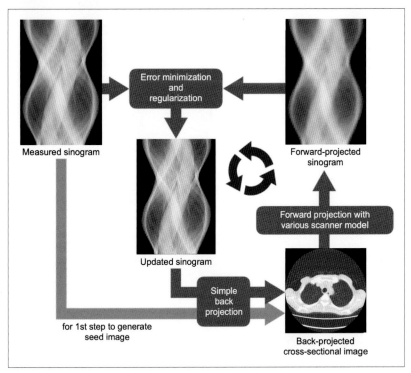

図3 モデルベース逐次近似画像再構成法

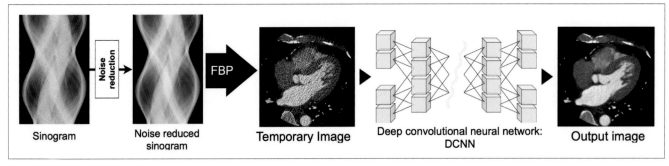

図4 深層学習応用再構成法

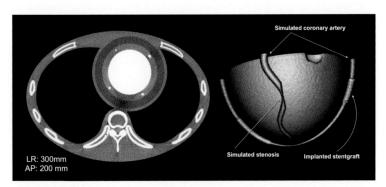

図5 冠動脈造影CTを模した構造ファントム

（T-MTF）を，左心室内腔と心筋の境界にてエッジ法を用いて計測した。CT撮影にはキヤノンメディカルシステムズ社製「Aquilion ONE/GENESIS Edition」を用い，管電圧120kV，管電流の決定には自動露出機構（AEC）を用い，通常線量はSD25@0.5mm，50％線量は通常線量のCTDI$_{vol}$を基準に決定した。画像再構成には，HIR（AIDR 3D FC14），MBIR（FIRST Cardiac），DLR（AiCE Cardiac），SR-DLR（PIQE Cardiac）を用いた。

図6，7に，通常線量と50％線量におけるそれぞれの再構成法のNPSとT-MTFを示す。線量によらず同様の傾向を示している。NPSにおいては，標準的なHIRと比較して，MBIRではノイズが増加する傾向にあるのに対し，DLRでは減少していることがわかる。T-MTFに着目すると，HIRと比較してDLRやMBIRは優れた特性を示している。いずれにおいても，SR-DLRが最も優れた特性であることがわかる。古典的な画像フィルタでは成し得なかったノイズの低減と空間分解能の向上が，最新のDCNNでは両立できていると考えられる。

2. 代表画像

図8，9に，CCTAファントムの画像を示す。それぞれの再構成法で作成した画像に加え，ファントムの設計図となったデジタルファントムの画像を示す。図8における模擬冠動脈の狭窄部位に着目すると，MBIRやSR-DLRの空間分解能が高く，内腔が開存していることが

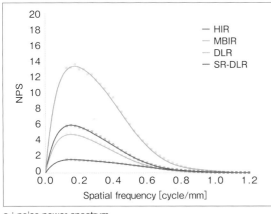

a：noise power spectrum　　　b：task-based modulation transfer function

図6　通常線量における画質指標（7.6mGy）

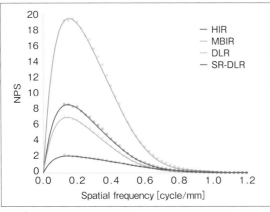

a：noise power spectrum　　　b：task-based modulation transfer function

図7　50％線量における画質指標（3.8mGy）

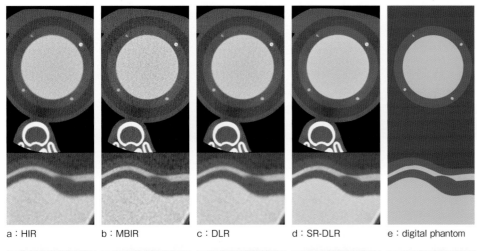

a：HIR　　　b：MBIR　　　c：DLR　　　d：SR-DLR　　　e：digital phantom

図8　冠動脈造影CTファントムの水平断と模擬狭窄のCPR（7.6mGy）

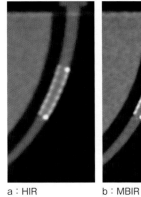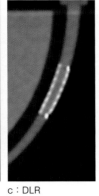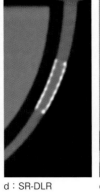

a：HIR　　　b：MBIR　　　c：DLR　　　d：SR-DLR　　　e：digital phantom

図9　冠動脈造影CTファントムの冠動脈ステントのCPR（7.6mGy）

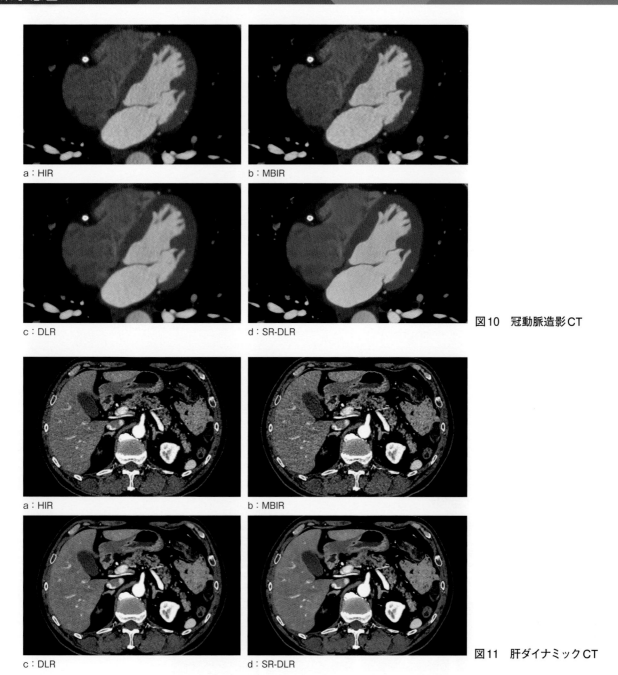

a：HIR　　b：MBIR　　c：DLR　　d：SR-DLR

図10　冠動脈造影CT

a：HIR　　b：MBIR　　c：DLR　　d：SR-DLR

図11　肝ダイナミックCT

はっきりと確認できる。同様に，図9に
おけるステントグラフトに着目しても，
MBIRやSR-DLRでは明瞭に描出できて
いる。一方で，ノイズに着目した場合，
DLRやSR-DLRで特に優れていること
がわかる。

図10および図11に，冠動脈造影CT
と肝ダイナミックCTの臨床画像におけ
る，それぞれの画像再構成法の比較を
示す。CCTAファントムによる定量・定
性評価と同様に，MBIRやSR-DLR画
像では空間分解能に優れ，DLRおよび
SR-DLR画像ではノイズ特性に優れるこ
とが確認できる。

◎

本稿では，変遷するCTの画像再構
成法について，狭義と広義という視点か
らその原理と特徴を解説した。実際に
臨床で使用される再構成法は広義の画
像再構成法に該当し，それらは狭義の
画像再構成法にさまざまな処理が組み
合わされたものである。計算機および技
術の発達に伴い画像再構成法も進化を
遂げており，最新の再構成法では，従
来の技術では困難であったノイズ低減と
空間分解能の向上を両立することが可
能となった。それぞれの画像再構成法
は，それぞれの特徴を有していることか

ら，原理と画質の特性を十分に理解し
適切に使用することで，CT画像の画質
を最大限に引き出すことができるだろう。

●参考文献
1）Zhu, B., Liu, J.Z., Cauley, S.F., et al. : Image reconstruction by domain-transform manifold learning. *Nature*, 555（7697）: 487-492, 2018.
2）Fu, L., De Man, B. : Deep learning tomographic reconstruction through hierarchical decomposition of domain transforms. *Vis. Comput. Ind. Biomed. Art,* 5（1）: 30, 2022.
3）Higaki, T., Nakamura, Y., Tatsugami, F., et al. : Improvement of image quality at CT and MRI using deep learning. *Jpn. J. Radiol.,* 37（1）: 73-80, 2019.

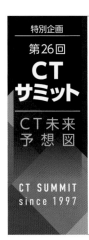

特別講演2

あると嬉しいCT画像：
最新技術を交えて

兵頭 朋子　日本大学医学部放射線医学系放射線医学分野

依頼医の目的にかなうダイナミック造影のタイミングをどう選ぶ？　thin sliceや矢状断・冠状断が役立つのはどんな時？新しい技術をルーチン検査に採り入れるには？　このような疑問に対する，主に上腹部のCTについての一放射線診断医の希望をお伝えしたい。

本稿の内容について

本講演に与えられたテーマは「CTに従事する診療放射線技師の方々を対象に，当直帯に役立つ上腹部画像診断」である。CT検査が依頼される臨床的状況にはパターンがあって，「肝細胞がんの評価は単純CTと3相のダイナミック造影を」「急性腹症の原因検索は冠状断で」などと，各パターンに対応する検査プロトコールが施設ごとに決まっているだろう。ただし，依頼内容によってはプロトコールを少し変えて撮影した方がよいと事前にわかる場合がある。あるいは，読影してみてmultiplanar reconstruction（MPR）などの3D画像の追加や再検査が必要となる事態がしばしば起こる。本講演では，これらの変則的な判断をどうするか，放射線診断医の立場から解

説を試みる。また，さらに診断効率の良い画像診断をめざして新しいCT技術を診療に採り入れる時，どのように進めているかを紹介する。

単純CT

出血と石灰化は急性期疾患の診断に直結しうる。腹部臓器が造影された状態ではこれらを検出不可能なことがあるため，依頼が造影CTのみであっても単純CTの要否を依頼医に確認するのがよい。例えば，他院で膵囊胞の壁在結節が指摘され，悪性腫瘍を疑われて紹介された患者がいる。壁在結節は，単純CTを見ると高吸収であったため血性と考えられ，さらに後日のCTで移動していたため，腫瘤は仮性囊胞に出血を生じた状態と診断し得た。

やや特殊な状況として，水腎症のある患者において，CTで尿管結石を検出しようとした時，股関節の術後のため金属アーチファクトで骨盤部を評価できない症例があった。当時は夜間で，稼働していたCT装置は金属アーチファクト低減処理を行えなかったため，単純X線写真を追加して尿管結石を同定した。

造影CT

単純CTのみの検査で，読影してみると造影CTがなるべく早期に必要であると判断される場合がある。20歳代男性，腹痛の原因検索のため撮られた単純CTで，上腸間膜動脈の周囲の脂肪織に濃度上昇が見られた。解離，動脈中膜壊死，線維筋性異形成などを疑い造影CT（動脈相・平衡相）を勧めた。上腸間膜動脈の内腔狭窄と遅延性に造影される壁肥厚があり，血管造影や血管内超音波検査などから血管炎と診断された。

次に，50歳代女性，腹痛と血圧低下で受診した症例。単純CTで横行結腸間膜に新鮮血腫があり，造影CTによる活動性出血の評価の際，正中弓状靭帯圧迫症候群と診断された。これは正中弓状靭帯の位置異常で腹腔動脈幹根部や神経叢が狭窄し，内臓動脈瘤（膵十二指腸動脈アーケードが多い）や腹痛を来す症候群である。その発生頻度は少なくないため，上腹部の血腫を見た時，単純CTか造影CTで腹腔動脈幹の矢状断を作成すると，同疾患の特定あるいは除外が効率良くできる（図1）。

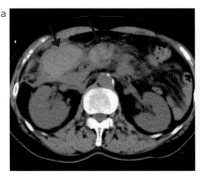
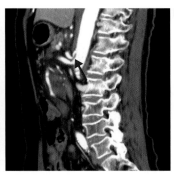

図1　正中弓状靭帯圧迫症候群
a：単純CT。横行結腸間膜血腫（↓）
b：動脈相の矢状断。腹腔動脈幹根部の狭窄（↑）を見る。

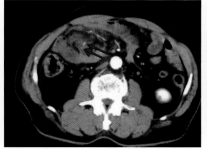
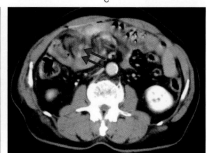

図2　自動車事故による高エネルギー外傷
a：単純CT。腸間膜血腫およびfree air（▶）が見られる。
b：後期動脈相。腸間膜血腫内に造影剤の血管外漏出がある（←）。
c：門脈相。造影剤の血管外漏出が拡大している（←）。

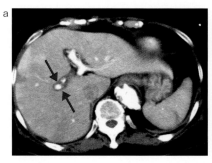
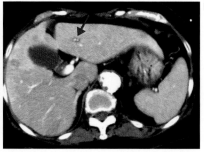

図3　肝膿瘍（非提示）で紹介された患者
a，b：後期動脈相。門脈を全周性に囲む
低吸収域はperiportal collar（↓）。
肝実質の不均一な早期濃染を見る。

　消化管疾患のうち，絞扼性イレウスと非閉塞性腸管虚血（non-occlusive mesenteric ischemia：NOMI）が単純CTで疑われた場合，腸管虚血の評価に造影CTを追加されることがあり，その時は腸管壁の血流を見るため，後期動脈相，門脈相を撮影し冠状断を再構成する。ただし，腸管壊死は単純CTのみで壁内気腫や腸間膜静脈／門脈の気腫などから推定できることがあり，造影CTを行わず加療に進むことはしばしばある。

　造影CTを行う前に確認すべきこととして，造影剤の副作用歴や気管支喘息などのアレルギー歴，腎機能については，どの施設でもセーフティネットが設けられていることと思う。これに加えて，腫瘍などの既知の疾患がある場合は造影ルートについて一考を要することがあり，事前に過去の画像を確認すべき理由の一つである。具体的に，縦隔腫瘍によって左右いずれかの腕頭静脈が閉塞している場合，患側上肢からの造影剤投与を避ける配慮が必要である。また，中心静脈ポート留置患者において，カテーテルが断裂することが時折経験される。この時中心静脈ポートから造影を行うと，造影剤の皮下漏出を来しうる。スカウト

ビューでカテーテル先端の金属マーカーが上大静脈部にないことや，単純CT画像でカテーテルが腕頭静脈内に見られないことがヒントになるが，検査中に気づくことは難しいかもしれず，注入時に注入圧やポート周囲の体表をよく観察することが現実的な対策であろう。また，断裂したカテーテルは右心に進入し不整脈の原因となりうるため，回収を計画することになる。気づいた時点で担当医や放射線科医へ連絡いただきたい。

造影タイミングの選択

　腹痛や貧血，下血の症状がある場合や，腹部の外傷で造影CTを依頼された場合，新鮮出血の有無を見るため，まず単純CTを，次に出血の原因・部位を同定するため，後期動脈相・門脈相を撮影する。動脈相で造影剤の血管外漏出が小さいと指摘しにくいが，単純との比較ならびに門脈相での造影効果の広がりを見ることで確度が高くなる（図2）。

　血液検査などから胆管炎，急性肝炎を疑われている状況で造影CTを行う場合，必須ではないが，後期動脈相が有用である。portal triad（胆管，門脈，動脈）は肝末梢まで並走しており，胆管

炎，急性肝炎になると，門脈周囲の浮腫（periportal collarと呼ばれ，単純CTや後期相でも見られる所見）が生じる。浮腫により門脈は圧排されるが，動脈は圧排されないため，相対的に局所の動脈血流が増えて肝実質のまだらな早期濃染が見られる[1]（図3）。

膵がんにまつわる診断とthin slice

　膵がん（ここでは通常型膵管癌）は予後不良となりやすく，見逃しを避けなければならない腫瘍として最たるものである。背部痛の症状でCTを依頼された場合，想定すべき病態はいくつかある。

① 大動脈解離：理想的には単純と造影（早期と後期の2相）があるとよく，血栓や偽腔の開存を見る。

② 脊椎の圧迫骨折：脊椎について骨条件の矢状断が必要。

③ 尿管結石：後述のように，骨盤部まで必要で，冠状断はなくてもよい。

④膵がん

　このうち，膵がんの特徴として，動脈，門脈系の血管や他臓器へ浸潤しやすいことや，腫瘍は乏血性であり線維成分が豊富にあること，膵は複雑な形状・輪

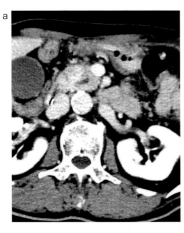
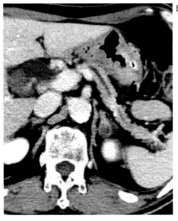

**図4　同時多発膵がん：同一患者，同日の
CT平衡相**
a：groove領域の遅延性濃染を見る（↓）。
b：膵尾部にも実質の「やせ」と主膵管の途絶，
　遅延性濃染を見る（↓）。

表1　腹部CTにあると確実に嬉しいMPR

●上腹部の冠状断	
肝胆膵疾患	単純＋ダイナミック全相。石灰化や出血の検出，管状臓器の走行把握
胃，十二指腸の腫瘍の病期診断	三次元的な走行が複雑なため。腫瘍の深達度の評価にはなるべく壁に直交する断面が必要
●腹部−骨盤部の冠状断	
急性腹症	腸管の評価には，軸位断に加え，少なくとも1方向の断面が必要
大動脈疾患	アクセスルート把握のため骨盤まであるとよい
●骨盤部の矢状断（後期相のみ，左右の大腿骨頭間の範囲）	
胃，膵の進行がん	直腸子宮窩，直腸膀胱窩の播種を検出
子宮，直腸，膀胱疾患	壁・長軸が軸位断に直交しないため。腫瘍や炎症の隣接臓器への影響を見る

郭を有するため小さながんの存在診断が難しいことが挙げられる。このため，膵がんの検出および除外のためにはダイナミック造影CT（後期動脈相，門脈相，平衡相）を撮り，全膵をthin sliceで評価する必要がある。依頼が単純CTのみの場合は診断能に限界があるが，随伴所見として，膵実質の限局性の萎縮あるいは腫大や上流の膵管拡張，浸潤傾向によって膵がんの存在する可能性を指摘できる場合がある。また，膵がんは，同時あるいは異時多発しうることが知られており，注意を要する（**図4**）。このため，術後のフォロー目的のCTで残膵のthin slice画像と冠状断を評価している。膵の術後早期に貧血・血圧低下が生じた場合は，血腫や微小な仮性動脈瘤を想定し，単純と後期動脈相，門脈相を撮り，膵床のthin slice画像と冠状断を評価する。

MPRを作成する

　直腸がんは大腸がんの4割を占めるほ

ど発がんの多い部位であり，下血を契機に，あるいは偶発的にCTで発見されることがある。ところが，下部直腸の前後壁は軸位断に平行に走行し，健常でも腫瘍様に見えることがあるため，病的かどうか迷うことがしばしばある。その際，過去画像との比較や，矢状断で偏心性の壁肥厚があるかを見ることで，確信度を高くできる。

　このように，MPRが有用であると予想したり，作成したりするには慣れが必要である。かといって，全例で再構成しているとデータ量やビューワの見やすさに問題が生じるというジレンマがある。しかしながら，腹部の画像診断に慣れない医師にとっては特に，MPR画像があることで異常所見の検出あるいは除外がしやすくなる場面は確実にある。そのような例を**表1**に示す。このほか，腹痛の原因となりうる女性特有の疾患に，黄体囊胞破裂，異所性妊娠，子宮付属器捻転がある。骨盤部の腫瘍やわずかな出血，腹水によって，その可能性を疑った時，軸位断に加えて骨盤部の矢状断

があると非常に役立つ（**図5**）。子宮と卵管・卵巣は，およそ左右方向に配列しており，長軸・短軸方向の両方で連続性を追うことで，出血や胎囊を同定しやすくなるためである。また，医師から「消化管の穿通・穿孔がありそうだが自信がない」と相談された時，当該部位の消化管壁に直交するようにobliqueあるいはradial MPR画像を提供すると，確信度が高くなる。

撮影範囲を追加する

　撮影範囲下限に未知の腫瘍が疑われる時のほか，尿管拡張が見られたら骨盤まで，胆管か膵管拡張がある場合は十二指腸水平脚の下端まで尾側を追加撮影する。これらが慢性的に見られ，改めて評価しなくてよい場合もあるが，過去の画像を確認できない時や，背部痛や腹痛のある患者の検査で見られた時は追加することが望ましい。結石か腫瘍か，腫瘍であれば良性か悪性か，といった原因によって次の診療方針が変わる。

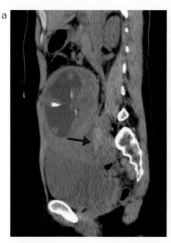
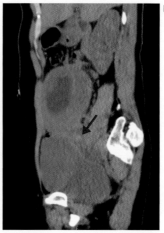

図5　子宮付属器捻転
妊娠20週，夜間の右下腹部の激痛で単純CTを依頼された。右卵巣腫瘤（a→）の内部の腹側に高吸収域を見る。右卵巣と子宮の間の軟部組織にも高吸収域があり（b↓），右卵管の血腫と思われる。捻転解除術と右卵巣切除が行われた。組織学的所見として，右卵巣内に出血性黄体囊胞が見られ（腫瘍成分なし），組織全体にうっ血，出血が著明で茎捻転の影響と考えられた。

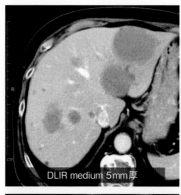
DLIR medium 5mm厚

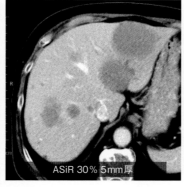
ASiR 30％ 5mm厚

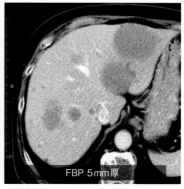
FBP 5mm厚

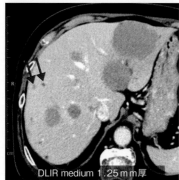
DLIR medium 1.25mm厚

a	b	c
d		

図6　転移性肝がんと肝囊胞
門脈相の同じデータからDLIR medium（a），ASiR 30％（b），FBP（c）を5mmスライス厚で再構成した。比較的小さな低吸収結節（↓）2個の最大断面をDLIR medium 1.25mmスライス厚（d）で見ると，内側の結節は囊胞，外側の結節は転移らしい性状で，その違いはa～cの中ではDLIR画像（a）にて比較的よく表現される。

例えば，膵胆管拡張が見られた場合は冠状断を作成し，膵胆管を上流から乳頭部まで追い，X線陽性結石があるかどうかを確認する。なければMR胆管膵管撮像（MRCP）やダイナミック造影CTの適否を検討する。若年者で撮影依頼が上腹部のみの場合に撮影範囲を追加するかどうかは，医師との相談を要する。

新技術を診療に採り入れる

ここで提示する「Revolution CT」（GE社製）の画像は，筆者の前職場である近畿大学病院中央放射線部に提供いただいた。GE社のディープラーニング画像再構成（deep learning image reconstruction：DLIR）は「TrueFidelity Imaging（TFI）」と称され，低線量撮影データから高線量データのfiltered back projection（FBP）同様の質感を持つCT画像を作成するように訓練されたDLIRエンジンが用いられている。このDLIRは3つの再構成強度レベル（low，medium，high）があり，同施設の腹部CTではmediumを選択した。これによって，非常に良好な画質を得られている（**図6**）。なお，肝転移に関する検討で，低線量データのDLIRでは5mm以下の病変の描出能がやや不足するとの結果が報告され，肝病変の事前確率が高い症例への低線量撮影の利用は慎重にすべきと考察されている[2]。

頭部CTに使用する再構成法として，Enhanced Contrast（EC）およびEnhanced Boundary（EB）が同施設のRevolution CTに導入された。Enhanced Contrastは，オリジナル画像から軟部組織だけを特定し，白質と灰白質のコントラストを非線形的に強調，ノイズを増加させることなくコントラストを向上できるとされる。Enhanced Boundaryは，Enhanced Contrastのコントラスト強調に加え，オリジナル画像における白質と灰白質間の低コントラスト境界を識別し，ノイズの増加なしに境界を強調する

とされる。それぞれ3段階（EC1～3，EB1～3）あり，同施設ではDLIR low，Enhanced BoundaryをEB2とする組み合わせを採用した。

ところで，診療放射線技師・放射線診断医との間で「画像ノイズを低減しすぎると読影医に好まれないのはなぜか？」という話題が出たことがある。これはおそらく慣れの問題が大きいのではないか。私見であるが，読影では構造の辺縁を見る時や小さな病変の評価にpartial volume effectを利用しており，ノイズがあまりに少ないとその判定が狂うように思う。また，関連するかもしれない現象として，確率共鳴を講演内で紹介した。入力ノイズを増加させると信号ノイズ比は単調減少するが，系が非線形性の場合，信号ノイズ比はピークを持つ場合があるというのが確率共鳴の概念である[3]。聴覚や視覚，触覚といったさまざまな生体機能にかかわるとされるものの，医用画像での検証[4]～[6]は不足しているようである。

GE社のdual energy CT（Gemstone Spectral Imaging：GSI）は，その使用を前向きに決定する必要があり，施設内での需要に応じて徐々に適応を拡大している。例えば，外科から上行～下行結腸の術前に腸間膜動静脈の位置関係を知りたいとの要望を受け，造影剤を従来から増量して600mgI/kgBWとしつつ，低エネルギー画像（60keV）によって門脈系の造影コントラストを増強させた。もう1例として，肺動脈塞栓の検索には全例ヨード密度画像を出力することとした。これによって，肺の末梢まで評価できるようになったため，動脈相のCT値画像のfield of viewを従来から広げ，ヨード密度画像と対比しやすくした。

上述の例のように，診療用のCTプロトコールを変更する際は，1，2パターン発案してファントム実験やパイロットスタディを行い，従来の画像と比較し，ルーチン検査への適否を慎重に決めている。新しい検査のために診療放射線技師，放射線診断医，当該臓器／疾患の

専門科医師の3者で議論するうち，互いの関心事や知らない部分を知って自分の役割を知る，という利点もあると考えている。

◎

腹部CTプロトコールのアレンジについて放射線診断医としての考えを述べた。とはいえ，最適解は個々の症例や施設によってさまざまであろう。お勧めしたいのは，ルーチンと少し変わった画像が求められた時や新しいプロトコールを決める時，「それはなぜか」を考える習慣である。そうして身についた感覚は，夜間・休日に限らず，日々の診療に役立つのではないかと思う。

〈謝辞〉
本講演と本稿の執筆の機会をくださった第26回CTサミット関係者の皆様，準備に当たって多大なるご支援を賜りました近畿大学医学部放射線診断学教室・任　誠雲先生と近畿大学病院中央放射線部の皆様，GEヘルスケア・ジャパン・坪内伸介様，佐々木公祐様に厚くお礼申し上げます。

●参考文献
1）Arai, K., Kawai, K., Kohda, W., et al. : Dynamic CT of acute cholangitis : Early inhomogeneous enhancement of the liver. *Am. J. Roentgenol.*, 181（1）: 115-118, 2003.
2）Jensen, C.T., Gupta, S., Saleh, M.M., et al. : Reduced-Dose Deep Learning Reconstruction for Abdominal CT of Liver Metastases. *Radiology*, 303（1）: 90-98, 2022.
3）Itzcovich, E., Riani, M., Sannita, W.G. : Stochastic resonance improves vision in the severely impaired. *Sci. Rep.*, 7（1）: 12840, 2017.
4）Rallabandi, V.P., Roy, P.K. : Stochastic resonance-based tomographic transform for computed tomographic image enhancement of brain lesions. *J. Comput. Assist. Tomogr.*, 32（6）: 966-974, 2008.
5）Rallabandi, V.P., Roy, P.K. : Magnetic resonance image enhancement using stochastic resonance in Fourier domain. *Magn. Reson. Imaging*, 28（9）: 1361-1373, 2010.
6）Dakua, S.P., Abinahed, J., Al-Ansari, A. : Semiautomated hybrid algorithm for estimation of three-dimensional liver surface in CT using dynamic cellular automata and level-sets. *J. Med. Imaging (Bellingham)*, 2（2）: 024006, 2015.

特別企画
第26回
CTサミット
CT未来
予想図

CT SUMMIT
since 1997

シンポジウム　CT未来予想図

AI：脳卒中読影支援ソリューションの使用経験から考える

福永　正明　倉敷中央病院放射線技術部

脳卒中領域においてX線CT検査は，MRI検査と比較して短時間で簡便に実施できるため広く用いられている。脳卒中の疾患は，早期に治療を行うことが患者の予後や社会復帰を左右するため，異常所見を遅滞なく医師に報告し，脳卒中科医師へつなげる仕組み作りが望まれている。当院は，キヤノンメディカルシステムズ社の読影支援ソリューション「Abierto Reading Support Solution (Abierto RSS)」を用いて脳血管障害の検出精度を検証し，臨床におけるニーズについて脳卒中科医師にもアドバイスをいただきながら共同研究を進めている。

Abierto RSS は Automation Platform により，CTやMRI装置からDICOM画像を受信しアプリケーションを自動で実行した後に，解析結果をPACSへ自動転送する機能を有している。現在，CT画像を対象とした Abierto RSS において提供されている脳卒中領域の画像解析アプリケーションは，「Ischemia analysis」による脳梗塞の早期虚血性変化の検出，「Hemorrhage analysis」による頭蓋内出血の検出，脳主幹動脈閉塞を検出するための「Brain Vessel Occlusion」，および「Brain Perfusion」の4つである（図1）。このうち，Ischemia analysis, Hemorrhage analysis, および Brain Vessel Occlusion は，アプリケーションの開発段階で人工知能技術を用いている。本稿は，人工知能技術を用いている読影支援ソリューション Abierto RSS の利用場面を5W1Hで考え，その使用経験と各アプリケーションの検証データを提示する。

令和4（2022）年度の診療報酬改定に伴い，画像診断管理加算3は，人工知能技術を用いた画像診断補助ソフトウエアに係る管理の実施に関する項目が追加された。これにより，人工知能技術を用いた画像診断補助ソフトウエアが臨床へ普及する後押しになると考えられる。

Abierto RSS の利用場面

当院における脳卒中症例に対する検査フローを図2に示す。脳卒中が疑われる症例に対して，頭部単純CTが第一選択となる。頭部単純CTにおいて，脳内出血の有無を評価する。急性期脳梗塞は，「Time is Brain」という言葉が示すように，血栓の詰まった血管が再開通を得られるまでの時間を短くして，脳組織のダメージを最小限にすることが求

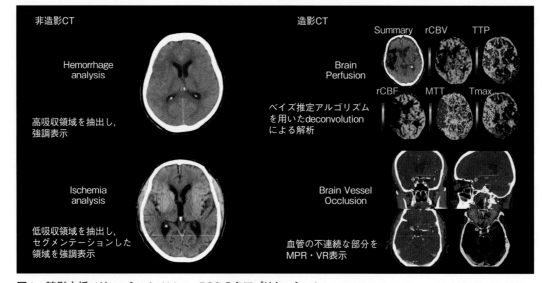

図1　読影支援ソリューション Abierto RSS の各アプリケーション
読影支援ソリューション Abierto RSS は，頭部単純CTを対象とした Hemorrhage analysis, Ischemia analysis と，頭部造影CTを対象とした Brain Perfusion, Brain Vessel Occlusion の4つの画像解析アプリケーションを搭載している。これらの画像解析アプリケーションは，頭部CT画像が転送されると自動で各画像解析アプリケーションによる解析を行い，その後PACSへ画像を転送することが可能となっている。

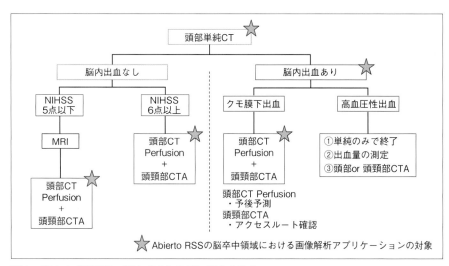

図2　脳卒中（脳梗塞，脳内出血）症例に対する検査フロー
脳卒中が疑われる症例に対しては，頭部単純CTが第一選択となる。頭部単純CTが施行され，脳内出血の有無を評価する。☆は，読影支援ソリューションAbierto RSSの画像解析アプリケーションが対象とする画像を示す。
NIHSS：national institutes of health stroke scale（脳卒中神経学的重症度評価スケール）

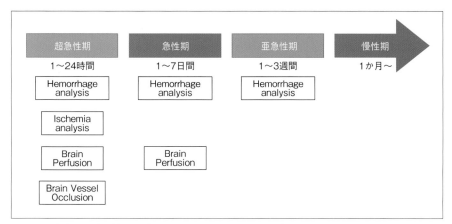

図3　脳卒中の超急性期から慢性期における画像解析アプリケーションの利用場面

められている。読影支援ソリューションAbierto RSSは，検査結果の表示までの時間短縮やその後の治療戦略を決定するために重要な役割を果たすことが期待されている。そこで，読影支援ソリューションAbierto RSSが，脳卒中症例に対してどのような利用場面が想定されるかについて，5W1H〔When（いつ），Where（どこで），Who（だれが），What（なにを），Why（なぜ），How（どのように）〕で考える。

1. When（いつ）

読影支援ソリューションAbierto RSSの画像解析アプリケーションの，脳卒中の超急性期から慢性期における利用場面を図3に示す。超急性期において，すべての画像解析アプリケーションが利用できると想定される。

2. Where（どこで）

脳卒中の治療は，脳卒中科医師が所属する基幹病院で行われるため，地域連携病院から紹介されるケースが少なくない。そのような環境下でも，共通のプラットフォームで人工知能技術による画像解析が利用できるようになれば理想的であると考える。

3. Who（だれが）

CT brain perfusionは，従来，診療放射線技師が動脈入力関数と静脈出力関数を手動で選択して解析を行い，解析結果画像をPACSへ転送する作業を行ってきた。CT brain perfusionを自動で解析しPACSへ画像転送できるようになれば，診療放射線技師の時間的な負担軽減が期待できる。頭部単純CT

画像における早期虚血変化の読影は，非専門医や非熟練者にとって難易度が高いとされているが，Ischemia analysisを用いることで，読影時の後押しになると期待できる。

理学療法士は，脳内出血症例の出血量を経時的に測定して評価することがある。出血量がHemorrhage analysisにより自動算出できるようになれば，理学療法士の時間的な負担軽減が期待できる。

4. What（なにを）

現在，各社から多くの人工知能技術を用いた画像解析アプリケーションが販売されているが，その多くは画像のみの評価である。脳卒中領域の画像診断においては，発症時間，年齢，既往歴，症状（麻痺側など）などの情報も重要となっている。今後，画像解析アプリケーションは，画像以外の情報をどのように活用していくのかも注目していきたい。

5. Why（なぜ）

人工知能（AI）は，将来的にはこれらを活用して放射線診断医による画像診断の効率や確実性の向上につなげることが期待されている[1]。本邦は，画像診断装置が多く稼働している割には放射線診断医が少ないことや，医師の働き方改革の開始が迫っていることを考えると，画像診断の効率を向上させるために人工知能技術を活用する方法がある。また，救急外来における診療放射線技師は，緊急度の高い所見を発見した場合，読影する医師にすみやかに情報を提供する役割が求められている[2]。診療放射線技師が医師へすみやかに報告すべきか判断に迷う際に，人工知能技術を用いた画像解析アプリケーションにより所見の確実性を向上させることも期待できる。

6. How（どのように）

人工知能技術を用いた画像解析アプリケーションをどのように活用していくかについては，放射線診断医の常勤医の有無や人数など，医療機関によってさまざまな環境があると考えられる。例えば，胸部単純X線撮影では，放射線診断医の読影が必ずしも実施されているとは限らないが，人工知能技術を用いた

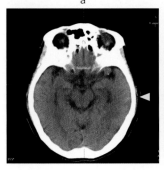
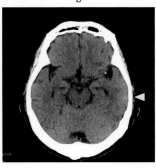
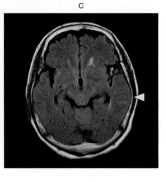

a   b   c

図4 クモ膜下出血の症例
a, b：CT画像
c：MRI FLAIR画像
Hemorrhage analysisは微小出血
を表示することはできなかった（◁）。

画像解析アプリケーションを利用することによって重要所見の見落とし防止につながり，医療安全の向上が期待できる。また，画像解析が自動化されることで医療スタッフの時間短縮につながり，時間的な負担軽減，スループットの向上が期待できる。確信度が向上することで，専門医への報告がしやすくなる環境になるかもしれない。

読影支援ソリューション Abierto RSSの使用経験と画像解析アプリケーション

読影支援ソリューション Abierto RSSは，前述のように，頭部単純CTを対象としたHemorrhage analysis，Ischemia analysisと，頭部造影CTを対象としたBrain Perfusion，Brain Vessel Occlusionの4つの画像解析アプリケーションを搭載している。これらの画像解析アプリケーションは，頭部CT画像が転送されると自動で各アプリケーションによって解析を行い，PACSへ画像を転送することが可能となっている。

1. Hemorrhage analysis

Hemorrhage analysisは，頭部単純CT画像から高吸収領域を抽出し，CT画像上へ赤色の強調表示をする機能を有し，最新バージョンでは出血量の表示も可能となっている。当院の症例で後ろ向き解析を行った結果は，高血圧性出血の視床出血10例，被殻出血11例，皮質下出血5例については，解析した全症例で出血部位の表示が確認された。クモ膜下出血は，教科書的な出血例では出血部位の表示が確認できたが，脳溝の淡いCT値変化のみのような症例

（図4）では，出血部位の表示は確認できなかった。同様に，慢性硬膜下血腫，外傷性クモ膜下出血などの，比較的CT値が高くない部位については出血部位の表示は確認できなかったが，最新バージョンでは改善傾向であり，今後，さらなる検証を進める予定である。

出血量の評価は，脳室穿破のない被殻および視床出血を対象として，アキシャル画像法，3D法，Abierto RSSによる3つの方法で比較した。3D法は，3D医用画像処理ワークステーション「Ziostation2」（ザイオソフト社製）を用いて高吸収領域を抽出して求めた。現在，研究中のデータであるため詳細なデータの提示は控えるが，数値では大きな差のない結果が得られている。しかしながら，解析結果画像を確認すると，Abierto RSSは出血部位ではない部位を誤表示している例があり，さらなる改善に期待したい。

2. Ischemia analysis

前方循環主幹動脈閉塞の症例において，血栓回収前にCTおよびMRIを施行した50症例を対象として，脳神経外科医4名とIschemia analysisの結果を比較した。脳神経外科医4名は，単純CTのearly CT signを定量化したスコア法であるAlberta Stroke Program Early CT Score（ASPECTS）の評価法に準じてスコア化した。ASPECTSは，有意な所見がない場合が10点満点で，虚血変化があるほど低い値を示す。一方，Ischemia analysisは，低吸収領域を抽出したセグメンテーション領域を強調表示する仕様となっているため，10点から強調表示された領域数を差分してスコア化した。Ischemia analysis

の初期のバージョンでは，脳神経外科医がASPECTSを10点と評価した場合であっても6〜9点と，過大評価されている傾向であった。これに対して，画像処理プロセスを見直すことによってIschemia analysisは改善された。

Ischemia analysisで低吸収領域を抽出した症例を図5に示す。Ischemia analysisの解析結果画像は，低吸収領域を確信度に応じてカラーマップで示し，低吸収領域が含まれる領域を赤枠で示す。

3. Brain Vessel Occlusion

右中大脳動脈近位部の閉塞症例を図6に示す。閉塞部位が疑われる部位に対して緑色のマークが表示されている。

人工知能技術を含む画像解析アプリケーションの注意点

画像解析アプリケーションは，対象とする疾患や部位がある。例えば，Ischemia analysisは前方循環の領域を対象としているため，後方循環の領域は対象としていない。Brain Vessel Occlusionは前方循環領域を対象とし，中大脳動脈はM2までを対象としている。また，頭蓋内領域を対象としているため，内頸動脈分岐部から血管閉塞している場合には，閉塞部位を表示しないことが確認されている。さらに，画像解析アプリケーションによる解析結果が検出なしであっても，異常所見がないということではない。したがって，一般的な人工知能技術を含む画像解析アプリケーションが，どのような疾患や部位を対象としているか理解した上で利用することが必要である。

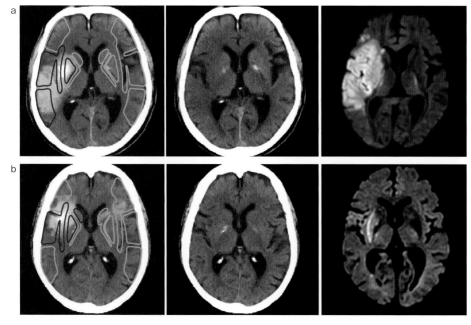

図5　頭部単純CT画像（中）とIschemia analysisの結果（左），MR拡散強調画像（右）
a：70歳代，男性，右内頸動脈閉塞症例
b：80歳代，女性，右中大脳動脈閉塞症例
両症例とも脳血管内治療が施行された。

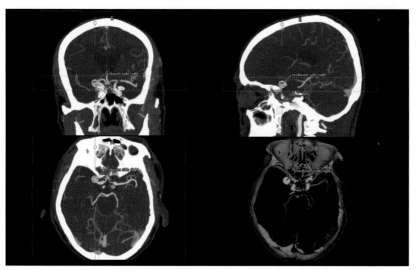

図6　右中大脳動脈近位部の閉塞症例のBrain Vessel Occlusionの解析結果

CT未来予想図

　人工知能技術を用いた画像解析アプリケーションは，汎用画像診断装置ワークステーション用プログラムという位置づけであり，DICOM画像を取得した段階で画像解析を行い，PACSへ解析結果が転送されることによって，診療科の医師がようやく画像を確認することができる。画像解析アプリケーションによる解析結果画像で異常所見の可能性がある場合は，診療科の医師が持つスマートフォンへ通知が届くような環境を構築し，画像診断から治療へのスループット向上について検討を進めていきたいと考えている。

　画像解析アプリケーションは，DICOMタグのStudy Description，Series Descriptionなどの情報を用いて撮影範囲などを認識し，最適な画像解析アプリケーションを自動で選択し，解析を実行する仕様となっている。今後，画像解析アプリケーションを導入する施設は，DICOMタグ情報の正確な入力をより徹底すべきであろう。

◎

　本稿は，キヤノンメディカルシステムズ社の読影支援ソリューションAbierto RSSの使用経験とその利用場面につい

て報告した。人工知能技術を含む画像解析アプリケーションは，各社でさまざまな製品が登場してきており，今後，さらに加速すると思われる。本稿が，自施設へ人工知能技術を含む画像解析アプリケーションを導入する際の一助になれば幸いである。

〈利益相反などの開示〉
本稿で紹介した読影支援ソリューションAbierto Reading Support Solution（Abierto RSS）は，共同研究によってキヤノンメディカルシステムズ株式会社から提供されたソフトウエアであり，研究資金の援助を受けた。なお，Abierto RSSにおける人工知能技術に関しては設計段階で用いており，本システム自体に自己学習機能は有していない。
一般的名称：汎用画像診断装置ワークステーション用プログラム
販売名：汎用画像診断ワークステーション用プログラム　Ａｂｉｅｒｔｏ　ＳＣＡＩ－１ＡＰ
認証番号：302ABBZX00004000

〈謝辞〉
本稿を執筆するに当たり，研究にご協力いただいた倉敷中央病院脳神経外科の池田宏之先生，金子亮介先生，羽田栄信先生，放射線技術部の皆様，新潟大学医学部保健学科の市川翔太先生，キヤノンメディカルシステムズ株式会社の関係者の皆様へ厚くお礼を申し上げます。

●参考文献
1）日本学術会議臨床医学委員会放射線・臨床検査分科会：CT検査による画像診断情報の活用に向けた提言. 2019.
2）医療事故調査・支援センター：医療事故の再発防止に向けた提言 第8号 救急医療における画像診断に係る死亡事例の分析. 日本医療安全調査機構, 2019.

特別企画
第26回
CT
サミット
CT未来
予想図
CT SUMMIT
since 1997

救急：救急CT　未来への役割　〜SCANからSTAT画像報告まで〜

藤原　健　堺市立総合医療センター放射線技術科

今回，筆者が担当したのは救急CTの「CT未来予想図」についてである。1972年にCTが登場してから，救急医療におけるCT検査の重要性は誰も疑うことがないだろう。また，ここ10年ほどで診療放射線技師の役割は，撮影業務だけではなく，「読影の補助行為」にも明確にかかわるようになった。これは平成22（2010）年に厚生労働省医政局長より出された「医療スタッフの協働・連携によるチーム医療の推進に関する提言」に端を発する。その後，令和3（2021）年には同じく厚生労働省医政局長より「現行制度の下で実施可能な範囲におけるタスク・シフト／シェアの推進についての通告」が出され，これに続き法改正も行われた。しかしながら，現状で「読影の補助行為」はさまざまな要因によりうまく進んでいないように思う。そのためか，救急医療における診療放射線技師の役割は，昨今では「読影の補助行為」から，さらに一歩踏み込んだ「STAT画像報告（緊急画像報告）」へと軸足を移している。その名のとおり，STAT画像報告は救急医療における画像診断で最も重要なテーマであり，すべての診療放射線技師・施設がSTAT画像報告を行えるようになることが期待されている。一方で，STAT画像報告を行っていく上でのさまざまな課題や問題点が指摘されている。本稿では，STAT画像報告における課題の背景要因を考え，より良い環境を整えるための筆者の考えを述べる。

当院の救急CT室と救急CTの現状

1. 当院の救急CT室

当院がある堺市は，大阪市の南に位置する人口約80万人の政令指定都市である。当院はその堺市で唯一の三次救急医療機関であり，堺市および近隣市の救急医療の最後の砦の役割を果たしている。三次救急搬送の実績は，2022年度で1300件以上と，1日に約4件の搬送を受けている。当院には診断用のCT装置が3台設置されており，その中の1台で三次救急に対応している。その救急対応CT装置およびシステムについて紹介する。当院の救急部門は三次救急のみではなく，一次救急，二次救急とも積極的に受け入れている。そのために，救急部門には診察室，二次救急初療室，三次救急初療室およびハイブリッド手術室（OR室）を有している。救急CT室は，その三次救急初療室とドア1枚で直結している。CT装置はシーメンス社製「SOMATOM Definition AS+」（自走式），寝台はトルンプ社製「TruSystem 7500」である。寝台は三次救急初療室，ハイブリッドOR室および救急CT室はすべて同じ製品である。救急CT室，ハイブリッドOR室は固定された支柱の上に寝台が乗っているが，専用の台車を使用することで寝台のみ支柱より取り外しが可能で，外すと支柱のみが残る仕様となっている。三次救急初療室の寝台はストレッチャータイプとなっていて，それぞれの部屋の支柱に寝台をドッキングすること

ができる。

三次救急搬送された患者は，初療室のストレッチャータイプの寝台へ移動して，そこで初期診療やポータブル撮影などを行う。その後，CT撮影を行う際はCT室へ移動し，患者が使用している寝台を支柱へドッキングしCT撮影を行う（図1）。ハイブリッドOR室で処置を行う際も，同様の方法で移動する。このシステムのメリットは，すべての診療や処置が終わるまで，患者のベッド移動が初療室に搬送された最初の1回のみということである。ベッド移動は挿管チューブや点滴ルートの抜去および巻き込みなどの危険がある。また，ベッド移動の際に患者に与えるささいな衝撃でさえも，外傷患者にとってはリスクとなることもある。さらに，外傷患者の場合は外出血などで衣類や体が汚れていることもしばしばであるが，そのような場合でもベッド移動のための介助が必要ないため，医療スタッフの感染のリスクも抑えられる。CT撮影終了後は寝台を外してそのまま初療室に戻るため，CT室の清掃作業も簡便に行うことができるので，すぐに次の検査へと移行できる。

2. 救急CTの現状

救急CTの現状を述べる前に，救急CTとは何かを考える。

救急医療では，一次救急，二次救急，三次救急と，重症度・緊急性に応じた対応をする体制となっている。三次救急では生命にかかわる重症患者に対応する。交通事故による高エネルギー外傷などは三次救急の対象である。そのような患者には外傷全身CT撮影を行う。二次

〈0913-8919/23/¥300/論文/JCOPY〉

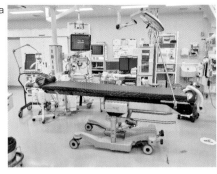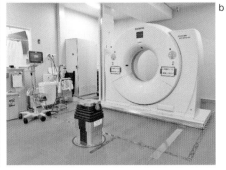

図1　当院の救急CT室
三次救急初療室のストレッチャータイプの寝台（a）をCT室の支柱（b）にドッキングしてCT撮影を行う。

救急では手術や入院が必要となる患者に対応する。疾患や症状に合わせた部位の造影ダイナミックCT撮影などを行う。一次救急では帰宅可能で手術や入院が必要なく，自身で病院に受診（ウォークイン）できる，比較的軽症な患者に対応することが多い。こちらも疾患や症状に合わせた部位の単純CT撮影などを行う。

　救急CTという言葉で想像すると，三次救急での外傷全身CT撮影が思い浮かんでくる方も多いと思うが，上記すべてのCT検査が救急CTである。

　次に，その救急CTの現状について考える。患者は重症度・緊急性に応じた救急医療施設へ搬送され，単純CT検査や造影ダイナミックCT検査などを受ける。患者はどこの施設でも，いつでも（日勤帯・夜勤帯），撮影する診療放射線技師が誰であっても，CT検査を受けることができる。

　状態が悪く，撮影時に息止めが行えない患者や体動を抑制できない患者も救急CTでは珍しくない。近年では，そのような患者であっても撮影時間が大幅に短縮され，モーションアーチファクトの影響のない画像が撮影できるようになった。空間分解能の向上により，より細かいところまで描出できるようになった。また，画像再構成時間も短縮され，検査のスループットも向上し，検査数の増加にも対応できるようになり，救急CT専用の撮影室がない施設でも，通常業務の間に救急CT撮影を行えるようになった。これらは過去から現在に至るまで，撮影技術の向上や撮影方法の標準化の推進に尽力された諸先輩方のたゆま

ぬ努力とCT装置メーカーの技術開発力の賜物である。さらなる撮影技術の向上や装置の技術開発も必要だろうと思うが，現時点でも診断に差し支えのない画像は提供できている。すなわち，「SCAN」（＝CT撮影）はできている。これが救急CTの現状であると考える。

読影の補助からSTAT画像報告へ

1.　読影の補助

　SCANの次にあるものは，何か。それは「読影」である。

　前述の「医療スタッフの協働・連携によるチーム医療の推進に関する提言」には，画像診断における「読影の補助行為」に，診療放射線技師を積極的に活用することが望まれるという文言が記載されている。これにより，「読影の補助」という言葉が広まっていった。

　ここで，「読影の補助」について考える。まず，「読影」は，検査目的の所見のみを検索して画像を観察する（見る）のではなく，臨床症状や撮影範囲のすべてをもって病変がないかを探る（診る）必要がある。ここで，「画像を診る」という能力が大きくかかわってくる。残念ながら，この能力については個人・施設によって大きな差がある。

　次に「補助」という言葉であるが，「補助」とはいったい何を行えばいいのか，これがとてもあいまいな表現である。一次読影を行い，診療放射線技師が読影レポートの作成まで行っている施設もある。あるいは，撮影プロトコールの決定や撮

影方法の変更の提案，追加撮影，MPR作成（多断面再構成）なども補助行為であると考える施設もある。「補助」も，個人の能力や施設の環境により行える行為が大きく変わってくる。「読影の補助」に関しては，診療放射線技師による病変ピックアップの質が高くないことから，診療放射線技師が読影にかかわることについて放射線科医から理解が得られにくく，その責任の所在はどこにあるのかなど，さまざまな要因により現在に至っても浸透していない。

2.　STAT画像報告とは

　前述のSTAT画像報告について説明する。STATとは「緊急」を意味する。これは，臨床検査業務で重要な検査結果の報告で使われている。血液データなどで数値が正常範囲から著しく外れた場合，パニック値と呼ぶ。生命を脅かす状態を示唆しているかもしれないので，臨床検査業務ではパニック値の報告が義務化されている。医師は血液データ結果が出るまで電子カルテ画面を見ているわけではなく，その間，ほかの業務を行っているために，結果が出てから実際に確認をするまでに若干の時間差が生じる。その時間差を少なくするために，臨床検査技師が行っている補助行為である。パニック値報告の放射線画像版が「STAT画像報告」である。放射線画像も，診療放射線技師が最初に画像を目にしてから医師が見るまでに時間差があるため，異常所見を医師にすばやく報告することが重要な役割である。STAT（緊急）な疾患・所見が対象であるため，読影のようにすべてを見る必要がなく，診療放射線技師の実務に即しているので浸透しやすいのではないかと考える。

3.　STAT画像報告の対象疾患とは

　対象疾患を**表1**に示す。生命予後にかかわる緊急性の高い疾患である。検査目的外で，これらの疾患・異常所見がないかを見ることが重要である。肺動脈血栓症や大動脈解離などは偶発的に見つかることがあるため，注意深くCT画像を見る必要がある。

表1　STAT画像報告の対象疾患

生命予後にかかわる緊急性の高い疾患
・頭蓋内出血
・脳梗塞
・肺塞栓症・深部静脈血栓症
・大動脈解離
・気　胸
・腹腔内遊離ガス
・etc

STAT画像報告の課題は

1. 個人の能力と施設の環境

　STAT画像報告を進めていくに当たり，いくつかの課題がある。画像を見て，異常所見に気づくということがメインであるため，前述のように，個人の能力と施設の環境が大きくかかわってくる。個人の能力は向上していくしかないが，読影とは異なり，STAT画像報告は対象疾患が限られているので，それほど難しいことではないと考える。施設の環境は個人や各施設のみで変えていくことは難しいが，診療放射線技師の業務が「STAT画像報告まで行うこと」というように診療放射線技師全体で変えていけば，各施設の環境も整っていくのではないだろうか。

2. 検査に対する意識と画像の診方

　画像を見て異常所見に気づくためには，画像を「診る」という意識と「気づく」ことができる画像の観察方法が重要である。CT検査は画像の再構成が早くなり，検査時には驚くほど高速に撮影した画像が流れていく。そのために，画像の最初と最後しか確認せず，全体を観察せずに検査を終了し，画像を転送してしまっていることも珍しくないのではなかろうか。撮影範囲を確認することは非常に重要であり，これをおろそかにすることはできないが，それがすべてであってもならない。画像の中身を「診る」という意識になる必要がある。異常所見に「気づく」ことができる画像の観察方法は疾患により異なるが，例えば，肺動脈血栓症であれば，肺野条件の画像で異常所見に気づくことはほぼできない。胸

部造影CT撮影において，撮影範囲の確認に意識が集中しすぎて肺野条件でしか画像を確認しないならば，肺動脈血栓症には気づくことができない。最初に，肺野条件で画像を観察して検査終了の判断をすると，縦郭条件で画像を観察する機会を失う恐れがあり，さらにその機会がどんどん遅れていく可能性もある。肺動脈血栓症や大動脈解離などは，患者が寝台から降りる前に気づくことで追加撮影や処置にスムーズに移行できる。そのためには「気づく」ことができる画像の観察方法，すなわち「画像の診方」が重要となる。

3. 報告しやすい環境に

　実際に異常所見に気づくことができ，その報告などを行う際には，対象疾患に対する知識や異常所見に対する確信度，勤務時間，相手医師との関係性など，さまざまな背景要因から報告することを躊躇することもあるだろう。

　報告しやすい環境にするには，医師と診療放射線技師および他職種と風通しの良い関係性となり，診療放射線技師がSTAT画像報告を行うということへの理解が重要となる。風通しの良い関係性は，日頃のコミュニケーションが良好であってこそ築くことができる。しかし，近年は新型コロナウイルスの影響などもあり，顔を合わせたコミュニケーションが取り難い状況である。また，医療スタッフの数も年々増加しており，部署ごとに人員の配置異動も行われるなど，良好な関係性を築くことが難しくなってきている。

　個人同士の信頼関係を築くことが難しいのであれば，今までとは違う方法で報告できるように解決策を考えなければならない。その一つとして，スマートフォンや電子カルテなどのシステムで報告できるような環境の構築が挙げられる。

　例えば，院内の連絡用ツールも，最近ではPHSからスマートフォンに変わってきている施設も多いだろう。スマートフォンであれば，メールや連絡用アプリなどで報告することも可能である。新たにSTAT画像報告に特化したアプリを開発することもできるだろう。このような方法の報告であれば，直接的に会話

をする必要がないので，報告先の医師が診療中や手術中であったとしても躊躇することなく報告が行える。

　電子カルテシステムから報告できるような仕様にすることも，一つの方法である。検査オーダの実施画面に「STAT画像報告実施」のような実施ボタンを作り，それで実施を行うと，患者の電子カルテ画面に医師に画像を見ることを促すようなポップアップが上がるとか，スマートフォンと連動して通知が自動で送信されるような機能があれば，簡便に報告できる。STAT画像報告で実施を行った検査は未読影リストの上部に配置されるように設定し，優先的に放射線科医が読影を行うようにレポーティングシステムと連携するシステムも有効だろう。

　このようなことをいろいろと考え，トライアンドエラーを繰り返して，少しずつ，より良い環境にしていくことが重要と考える。

救急CT　未来への役割

　過去から現在は，撮影技術の向上や標準化の推進およびCT装置性能の向上により，最適で，再現性があり，質の高い検査・画像を提供できるようになった。

　現在も未来も最適で，再現性があり，質の高い検査・画像を提供することは，診療放射線技師にとっては最も重要なことではあるが，それだけではなく，「画像を診る」ということが診療放射線技師の業務となるように能力を向上し，意識を変え，環境を整えていき，SCANからSTAT画像報告まで行えるようにすることが，未来への役割だと筆者は考える。

●参考文献
1) 放射線医療技術学叢書(27)「X線CT撮影における標準化〜GALACTIC〜(改訂2版)」. 日本放射線技術学会, 京都, 2015.
2) 田中善路：救急CT画像活用法—診断・治療・予後. INNERVISION, 37 (10)：58-62, 2022.
3) 山田　恵：どうする？　カイカク—放射線科はこう変わる. INNERVISION, 38 (6)：2-5, 2023.
4) 坂下惠治, 他編：症状・症候からアプローチする　救急撮影コツとポイント. メジカルビュー社, 東京, 2019.
5) 井田正博, 他編：すぐ役立つ救急のCT・MRI (改訂第2版). Gakkenメディカル出版事業部, 東京, 2018.
6) 辻岡勝美：たのしいCT開発の40年—教育と研究—. INNERVISION, 34 (10)：22-26, 2019.
7) CT Lab—STAT画像.
   http://hope-high-ct-technology.com/stAt/

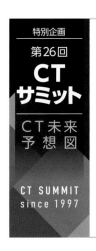

特別企画
第26回
**CT
サミット**
CT未来
予想図
CT SUMMIT
since 1997

シンポジウム　CT未来予想図

造影：造影CT技術～過去から現在の回想と今後の展開～

寺澤　和晶　さいたま赤十字病院放射線科部

　本稿においては，造影CT技術の歴史的進化，現在の発展，そして未来への展望について考察を深めることを試みる。それぞれの時期における技術の利用法，その変遷を検討し，未来に向けた予測を提示することで，造影CT技術の全体像を把握し，その方向性を理解することをめざす。

過去の段階

　旧時から造影理論は重要であり，教育不足が問題となっていた。特に，検査に必要な画像（質）を得るためには理論的な考慮が必要であったが，実際には経験則や施設の方法に頼ることが多かった。初期の造影CT技術について振り返ると，その基盤となったインジェクタの開発が一つの大きな研究要素であった。これは，造影剤注入の容量（mL）や時間（s），流速（mL/s）を精密に制御し，被検者間の個体差に対処する上で必要不可欠な装置であった。そして，安定した造影効果の画像を得るために

再現性を向上させること，そのためにtime enhancement curve（TEC）を一定にすることを目標に研究が始まった。一方で，当時のCT装置では120kVを用いることが一般的であり，これを基準に造影効果を確保し，規定することが可能であった（k-edge効果を生かすイメージング[1]はCT装置の性能的に不可能であったため）。また，この時期，八町らのファントムによる研究でtime density curve（TDC）を活用した造影理論が提唱され（**図1**），体重（kg）を基準[2]に，投与量の適正化とともに再現性という重要な概念が確立された。同時に，造影剤投与において時間管理といった観点が周知される段階ともなった[3]。

　しかし，再現性を担保すること，時間管理をすることは，当時のインジェクタではとてつもない労力が必要であったことに加え，造影技術を迷走させる原因でもあった。やはり，体重あたりのヨード使用量（mgI/kg）を計算して，すべての被検者を管理することは，特別な診

療放射線技師がいるところでしかできないのだろうというネガティブな施設が多かったことを思い出す。半面で，そのような好機を企業が見逃すはずはなく，次世代の開発コンセプトにするには十分であった（**図2**）。そして，10年近くの歳月をかけ，直感的で簡単に使えるユーザー体験を提供することに重点を置いたインターフェイスが完成した。必要な機能に直接アクセスできるように設計され，タッチ操作により，現場での入力情報は体重（kg）のみとなった（**図3**）。造影理論の理解を必要としないことには歯がゆさが残るものの，時間管理や再現性を担保した造影検査が可能になったことは成果であった。

現在の発展

　現代の造影CT技術においては，造影効果のシミュレーションが行われており，TECを用いて一定の個体差は管理できるようになった。また，撮影のタイミングに関する問題を解決するため，CT装

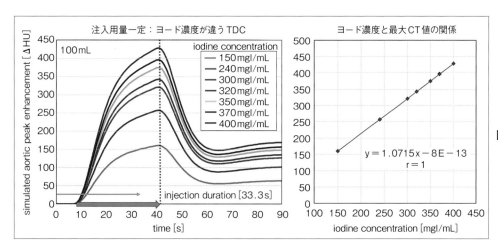

図1　TDCを活用した造影理論
　a：注入時間（s）を一定にする（ピーク時間がそろう）。
　b：希釈割合（mgI/mL）とCT値は比例する（等値にすることでCT値がそろう）。
　a，bより，循環血液量と体重の相関を利用してTDCをそろえることを推定した。

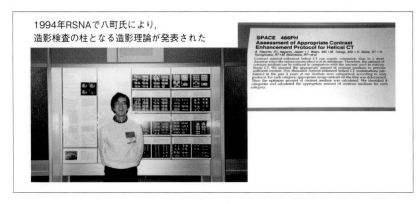

1994年RSNAで八町氏により,
造影検査の柱となる造影理論が発表された

図2　造影理論の基礎となった発表
　　　（故・八町　淳氏の業績）

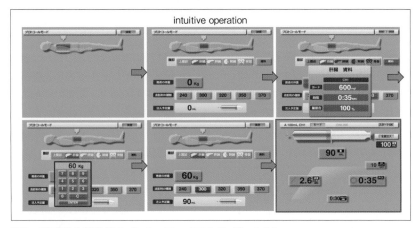

図3　直感的な操作性のインターフェイス（インジェクタ）

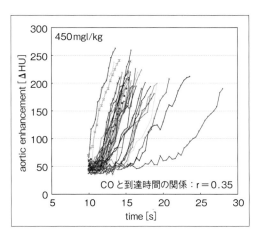

図4　BT法
被検者の上昇CT値の傾き（HU/s）や到達時間（s）は,
生体の個体差や誤差因子などにより変動する。BT法
では, 到達時間（X軸）はリアルタイムに補正できるが,
同時にCT値（Y軸）を補正することはできない。

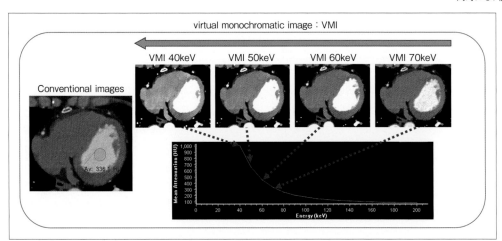

図5　低エネルギー VMIによる
　　　ヨード造影剤のコントラスト
　　　上昇効果

置側の技術として, bolus tracking（BT法）やtest injection（TI法）などといった新しいパラメータが導入され, 誤差因子が大幅に解消した。しかし, 生体因子が複雑に絡み合い, BT法ではリアルタイムにX軸［到達時間：（s）］の補正はできても, 同時にY軸［CT値：（HU）］の補正ができないという欠点も顕在化した（図4）。TI法においてその改善を図るべく, CT値の補正について研究はされ

ているが, CT値の上がり幅が小さく, 幅が狭いTECからシミュレーションしても誤差因子を解消するには至っていない。さりとて造影技術は, 現在もさまざまな研究成果から, 使用者側の工夫で多角的に進化をしている。CT装置の性能面では, dual energy撮影や低管電圧撮影の技術が導入され, 造影効果の改善と被ばくの低減を両立することが可能となってきた。そして, dual energy

技術が盛んに研究され, おおむね臨床的な評価は熟成されつつある。造影技術としては, 仮想単色X線画像（virtual monochromatic imaging：VMI）や仮想単純画像（virtual non-contrast imaging：VNC）によって, 造影画像の用途がさまざまに変化してきている。しかし, 自由にコントラスト調整できることから, VMIも定性的でゴールは探索の最中とも言える（図5）。その課題と

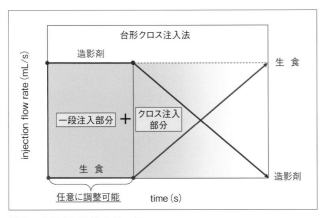

図6　台形クロス注入の一例
現在のインジェクタは，生食後押しに加え，造影剤との同時混合注入が可能で，混合割合も任意に設定できる。

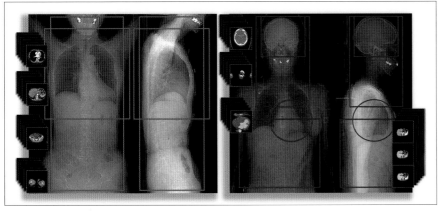

図7　将来見込まれる造影システム
AIによる学習機能を応用して，目的部位や撮影範囲に合わせ造影プロトコールが自動設定されるかもしれない。

しては，画像評価が定量的に定まっていない実情が挙げられる。

また，造影剤の減量についての研究が進展し，必要最小限の造影剤であっても高品質な画像を得ることができるといった研究が盛んになった。インジェクタ側では，生食後押し，混合注入，可変注入といった高度な機能が開発され[4]，デッドスペースの有効利用や造影剤原液からのアーチファクト低減といった精度の高い造影効果を得るための手段が増えてきた（図6）。さらに，造影剤の投与基準について，さまざまな側面から体重以外に誤差因子を解消するための体格指標の検討がされてきた。その指標としては，body mass index（BMI）[5]，body surface area（BSA）[6]，lean body weight（LBW）[7]，contrast body weight（CBW）[8]などが挙げられるが，なかでもLBWは，低体重や高体重に起因する生体の偏りを補正する方法として注目された。

将来の展望

未来の造影CT技術の展開として，個々の被検者にカスタマイズした造影剤投与が実現する可能性がある。特に，artificial intelligence（AI）の発展により，個々の被検者に対する造影効果の予測が可能と想像する。AIが最適な条件を導き出すことによって，個別化された検査がほぼ自動化される。造影効果について推定するには，これまでファントムによるTECの測定やパソコン（PC）による計算シミュレーションが行われてきた。しかし，ファントムやPCシミュレーションでは，実際の臨床における誤差因子の解消には至っておらず，この課題を解決するため，学習機能があるAIが今後の主流となると考えられる。最近の研究によると，アンサンブル機械学習とシミュレーションソフトウエアによる造影効果の推測結果を検証した結果，機

械学習の方の成績が良かったと報告されている[9]。将来は，AIがスカウト画像を使って，それぞれの検査部位に合わせカスタマイズした造影プロトコールが，自動で決定される日が訪れるかもしれない（図7）。

また，CT装置側の出力改善により造影検査の適応範囲が広がったため，造影剤を半減させたプロトコールをルーチンで行っている施設も増えてきた。このことから，低管電圧撮影（k-edge イメージング）が主流になると想像する。一方で，造影剤使用についても課題があり，使用用量減少によるプレフィールドシリンジ製剤の濃度（mgI/mL）や，容量が多すぎるプレフィールドシリンジ製剤の使い切りについて見直しが必要となる。現在のラインアップの濃度と容量では，余り過ぎた造影剤を廃棄して請求するのは合理的ではなく，また，生理食塩水同時注入によるシリンジなどの持ち出しコストが，見直しを必要とする理由である。これらについて，インジェクタの進化も変容期に差し掛かっているととらえている。具体的には，必要用量のみを請求するために，プレフィールドシリンジ製剤を使わない方向に進むと予測される。これにより，廃棄物の削減とコストの節約などが見込まれる。そのため，インジェクタの将来について鑑みると，ボトルセット型が妥当であり，主流になると想像する（図8）。現状でも分注による請求は可能で，ボトルタイプの分注を行えば，薬剤請求のカスタマイズも一般的になると考えられる。低濃度，低容量の造影剤のプレフィールドシリンジ製剤の登場にも期待したいが，費用対効果を考慮すると期待は薄いと目算している。

さらに，CT装置では，photon counting CT（PCCT）による質的な診断が可能になっていくと想像できる。造影方法としては，マルチボーラス[3], [10]によるマルチコントラストが診断の質を大幅に改善すると期待されている（図9）。PCCTの可能性として，iodine（I）とgadolinium（Gd），bismuth（Bi）によるmulti contrast imagingが報告されている[11]。将来，違う元素の造影剤も登場する可能性があり，診断技術はさらなる発展を遂げ，被検者にとってより良い医療環

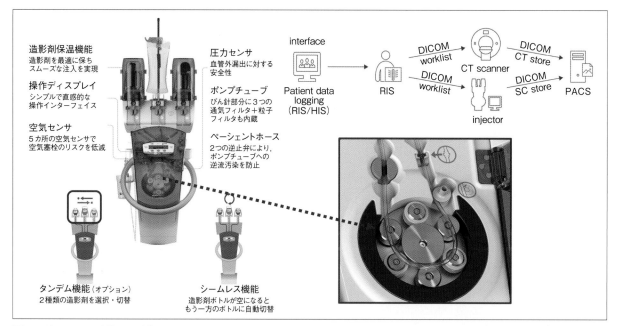

図8　ボトルセット型のインジェクタ
ロールポンプ方式は注入用シリンジがセットレスの設計でコストパフォーマンスが高い。

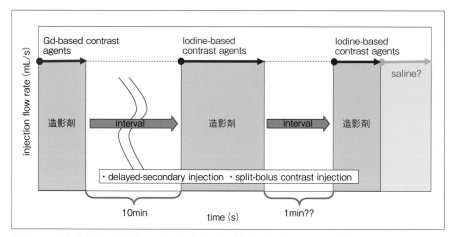

図9　マルチボーラスによるマルチコントラスト（注入プロトコールの一例）

境が提供されるであろう。造影CT技術はその成立から現在，そして未来へと進化を続けている。過去においては，インジェクタの開発，現代では，画質改善と被ばくの低減をめざす新たな技術の導入，造影剤使用量の低減，そして未来においては，AIを用いた個別化された診断への進展が見込まれている。これらの進化は，医療現場における診断の質と被検者の安全性を向上させるための重要な要素であり，今後も造影CT技術の進化は続き，その応用範囲の広がりが期待されている。しかしながら，それらの発展はわれわれの思考を低下させるものであり，皮肉にも技術者により，研究者としての探究心が阻害されてしまう可能性がある。

◎

各段階での進歩は，研究者たちの努力と創意工夫によって生み出され，その結果として医療の質は向上し，生活の質も改善されてきている。技術は常に進化し，それに伴って新たな課題が生じる。しかし，その課題を解決することで，より良い未来を創造することが可能となる。本稿の造影CT技術の進化はその一例だが，その未来はわれわれが創り出すものでありたい。造影CT技術も自動化されることは必然とも言えるが，基本的な考え方から逸脱しない発想で新たな知見を探索することが重要であると考えている。つまるところ，造影CT技術で言えば，定量的に，診断に必要な最低限の造影剤用量で，最高の診断能を

得る造影法を構築することが技術者としての課題になるのではないだろうか。

●参考文献
1）市川智章 編：CT造影理論. pp71-82, 医学書院，東京，2004.
2）Yamashita, Y., et al. : Abdominal helical contrast body weight CT : Evaluation of optimal doses of intravenous contrast material-a prospective randomized study. *Radiology*, 216（3）：718-723, 2000.
3）八町 淳，他：螺旋走査型CTにおける最適造影検査方法の検討. 日獨医報, 40（2）：109-124, 1995.
4）寺沢和晶，他：64列MSCTによる心臓造影方法の基礎的検討. 日本放射線技術学会雑誌, 63（6）：628-637, 2007.
5）Bae, K.T., et al. : Contrast enhancement in cardiovascular MDCT : Effect of body weight, height, body surface area, body mass index, and obesity. *Am. J. Roentgenol.*, 190（3）：777-784, 2008.
6）Yanaga, Y., et al. : Contrast material injection protocol with the dose adjusted to the body surface area for MDCT aortography. *Am. J. Roentgenol.*, 194（4）：903-908, 2010.
7）Kondo, H., et al. : Abdominal multidetector CT in patients with varying body fat percentages : Estimation of optimal contrast material dose. *Radiology*, 249（3）：872-877, 2008.
8）Terasawa, K., et al. : Optimization of computed tomography contrast studies with a new, simple dosing regimen incorporating body size : Examination of contrast effects in the thoracoabdominal aorta. *Radiol. Phys. Technol.*, 14（2）：149-160, 2021.
9）Masuda, T., et al. : Prediction of Aortic Contrast Enhancement on Dynamic Hepatic Computed Tomography-Performance Comparison of Machine Learning Methods and Simulation Software. *J. Comput. Assist. Tomogr.*, 46（2）：183-189, 2022.
10）Korobkin, M. : CT urography. *Eur. Radiol.*, 15（Suppl.4）：D82-84, 2005.
11）Tao, S., et al. : Feasibility of multi-contrast imaging on dual-source photon counting detector（PCD）CT : An initial phantom study. *Med. Phys.*, 46（9）：4105-4115, 2019.

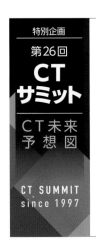

シンポジウム CT未来予想図

被ばく：X線CT装置における線量指標の時代変遷

村松　禎久　国立がん研究センター東病院放射線診断科

X線CT装置の高度化とともに，被ばくの目安となるCT装置の線量指標も追走している。CT dose index（CTDI）は，「X線CT装置の基礎安全及び基本性能に関する個別要求事項（JIS Z 4751-2-44）」で規定されている。近年では，X線ビーム制限幅の拡幅に伴う影響もおおむね解消した。近未来としてはdual energy CT（DECT）の線量評価があり，現在，標準化に向けて国際会議が定期的に開催されている。

本稿では，これらの内容について概略を記述する。

CT装置の高度化と線量評価

図1は，CT装置や機能および関連機器の高度化と線量評価に関する時代変遷を，5年ごとにまとめたものである。なお，いずれの項目も文献など[1]を基に記載したが，開発や実用化の開始などの意味合いから年単位でのズレはご容赦願いたい。

現在のCT装置の基本形は1972年にHounsfieldらにより開発され，翌年の1973年よりMayo Clinicに導入された。CT装置の線量評価は，当初，TLD（熱蛍光線量計）やfilmを使用していたが，1977年にJuciusら[2]により，電離有効長を100mmとするペンシル型のチェンバーが開発された。そして，1981年にShopeら[3]がCTDIの概念とペンシルチェンバーでの初期的な測定結果について発表した。

1990年，世界を驚かせる新しいスキャン方式であるヘリカル（スパイラル）スキャンがKalenderら[4]により発表された。一方で，線量評価は1995年にLeitzら[5]により，直径16cmと32cmの標準ファントムを用いて，周辺のCTDIと中心のCTDIに重み付けされたCTDI（CTDIw）の提案がなされた。特に，CTDIwの活用で標準体での実効線量との対比が可能とされ，線量評価の臨床的な認知度と意義が広まった。

1998年の北米放射線学会において，体軸上に4つの検出器列を有するmulti detector CT（MDCT）が発表された。ここから約10年にわたり，各製造業者による多列化競争が開始された。そして翌年の1999年に，「医用X線CT装置―安全（IEC 60601-2-44：1999）」が制定され，ようやく世界共通の標準化が始まった。これにより，スキャン時の線

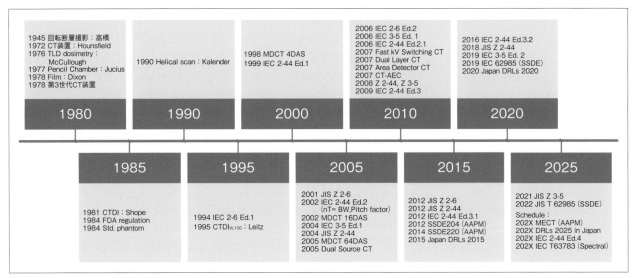

図1　CT装置の高度化と線量評価に関する時代変遷

〈0913-8919/23/￥300/論文/JCOPY〉

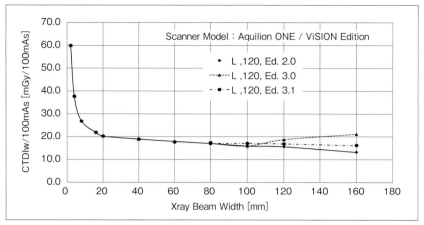

図2　ADCTによるCTDIwの測定例
（文献6より引用転載）

量指標の表示と記録が規定され，CT装置の操作者は被ばく線量の目安の恩恵にあずかることとなった。

2002年の医用X線CT装置─安全の規格改定では，ヘリカルスキャンにおけるCTピッチファクタを定義したことで，ヘリカルピッチとビームピッチの混乱が収束した。また，1回転で生成される画像数（n）と画像スライス厚（T）の掛け算をX線ビーム幅（BW）と置き換えることで，従来のCTDIの概念をまったく変えることなくMDCTにも適用可能とした。IEC/JISの標準化の理念は，地球上のいつでも・どこでも適用可能とするリーズナブルな考え方に従っている。

2005年，Dual Source CT（DSCT）のリリースでmulti energy CTの幕が開き，2007年にfast kV switching CT（kV switching CT），dual layer CTが相次いで開発された。DECTの線量評価については後述する。また，同じく2007年はCT自動露出機構（CT-AEC）が実用化され，CT画像に対する設定線量と画質のバランス，つまり被ばくの最適化が議論となった。

さらに，2007年には面検出器を有するArea Detector CT（ADCT）が開発され，CTDI$_{100}$の定義に対する混乱が始まった。詳細な内容は文献[6]に委ねることとし，ここでは概略を記述する。

図2は，ADCT装置「Aquilion ONE / ViSION Edition」（キヤノンメディカルシステムズ社製）を用いて，IEC 60601-2-44における各エディションでのCTDIwを測定した例である。Ed. 2.0：2001で

のCTDI$_{100}$の定義は，1回転での線量プロファイルを単にビーム幅で割るものであった。しかしながら，Aquilion ONE / ViSION Editionのビーム幅は160mmで，電離長100mmのペンシルチェンバーでは，ビーム幅の設定が広くなるにつれて数え落としが生じ，CTDIwが過小評価となっている。Ed. 3.0：2009では暫定的な対応が図られ，ビーム幅が100mm以上の場合は，1回転での線量プロファイルを一律に100mmで割るものとした。しかしながら，ビーム幅20mmのCTDIwの値がビーム幅160mmではこれを超えてしまい，物理的なオーバービーミングの影響を理論的に説明できない結果となってしまった。

そこで，Ed. 3.1：2012ではビーム幅で場合分けされ，ビーム幅40mmまでは1回転での線量プロファイルを単にビーム幅で割るものとし，ビーム幅40mmを超える場合は，ビーム幅20mmのCTDI$_{100}$に対し，オーバービーミングの影響具合を係数kとして補正するものとした。この改訂内容は国内でも2016年にJIS化され，ビーム幅の拡幅がもたらした一連の混乱は収束した。

2012年には，米国医学物理学会（AAPM）から新たに被検者のサイズを考慮した線量指標（SSDE）が提案され，CTの線量評価は標準体の評価から個別評価へと進んだ。IEC規格では，AAPMの3つのレポートをベースに，新たにIEC 62985として2019年に制定され，2022年にJIS化された[7]。

Dual energy CTの線量評価[8]

1. 線量評価の考え方

前述したように，2005年からmulti energy CTが始まった。近日，AAPMからmulti energy CTに関するレポートが発行される予定であり，IECでもすでにPreliminary Work Item（PWI。T 63783："Methods for Spectral Imaging Performance Evaluation of CT"）として，国際会議が定期的に開催されている。現時点で，DECTの線量評価の本格的な議論は行われていないが，議論の対象の一つになると予想している。

図3はDECTのデータ収集方式による分類で，高速に管電圧をスイッチングして照射するkV switching CT，2対のX線管球と検出器から構成されるDSCT，そして検出器が2層構造であるdual layer CTである。線量評価の議論の対象はkV switching CTとDSCTの2種である。

DECTにおける線量評価の基本的な概念は，CTDIをベースとした操作モニタに表示・記録される値と実測値との対比である。個別には，DECTモードでの線量比較，single energy CT（SECT）モードでDECTを再現し，low/high kVごとの線量比較，そして，kV switching CTにおけるlow/high kV時間比の算出・検証である。

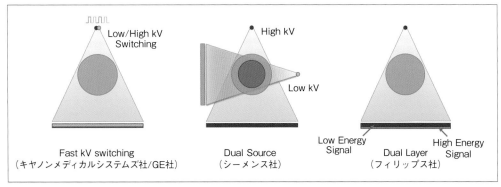

図3　DECTのデータ収集方式による分類

表1　kV switching CT の測定例

Scanner		Aquilion ONE / PRISM Edition		
Scan mode		SECT		DECT
Wedge		Medium		
Tube Voltage [kV]		80	135	80 / 135
mAs product [mAs] (mA × time)		100 (100 × 1.0)		
Beam width [mm]		40		
CTDI$_{vol, 32}$ [mGy]	Measurement	1.7	9.0	5.3
	Display	1.5	8.4	5.0 (L : 0.75, H : 4.2)
L/H kV time ratio	Measurement	0.51	0.49	—
	Display	0.51	0.49	

2. kV switching CT の線量評価

kV switching CT における low/high kV時間比は，以下の2元連立一次方程式から代入法で算出する。

CTDI$_{vol}$, DE = a × CTDI$_{vol}$, Low + b × CTDI$_{vol}$, High ……………… (1)

a + b = 1 ("a"，"b"：1回転あたりの時間比) ……………………… (2)

表1は「Aquilion ONE / PRISM Edition」（キヤノンメディカルシステムズ社製）の測定結果の例である。DECTモードでの測定値は5.3mGyに対し，表示値は5.0mGyで，相対誤差は約6％であった。また，操作モニタにはlow/high kVごとのCTDI$_{vol}$も表示されており，low kVで0.75 mGy，high kVでは4.2mGyであった。

次に，SECTモードでDECTを再現し，low/high kV時間比を算出する。おのおのの測定値を式（1），（2）に代入すると，low kVの比率は測定値，表示

値共に0.51，同様にhigh kVでは0.49であった。low/high kV時間比からSECTモードで仮想的にDECTモードのCTDI$_{vol}$を算出すると，測定値ではlow kVは0.867（1.7 × 0.51）mGy，high kVでは4.41（9.0 × 0.49）mGyで計5.28mGyとなり，DECTモード（5.3mGy）との相対誤差は約0.4％となった。また，同様に算出すると，表示値での相対誤差は約2％となった。

なお，「Revolution HD」（GE社製）の線量評価も実施し，同様の精度が得られた。ただし，DECTモードでの操作モニタにはlow/high kVごとのCTDI$_{vol}$の表示はなかった。

3. DSCT の線量評価

DECTでは基本的な概念に従い，DECTモードでの測定およびSECTモードでDECTを再現した時のlow/high kVのCTDI$_{vol}$の測定から検証する。

表2は「SOMATOM Definition Flash」（シーメンス社製）の測定結果の

例である。DECTモードでの測定値は8.2mGyに対し，表示値は7.6mGyで，相対誤差は約8％であった。また，操作モニタにはlow/high kVごとのCTDI$_{vol}$の表示はなかった。

次に，SECTモードではlow kVでは5.5mGy，high kVでは3.0mGyとなり，DECTモードでの測定値との相対誤差は約4％であった。ただし，SECTモードでの測定はメンテナンスモードでのみ照射が可能であり，ユーザーだけでは測定することはできない。

4. DECT における線量評価の標準化に向けて

kV switching CTとDSCTの線量評価の結果を基に，DECTにおける線量評価の標準化に向けて考察する。

今回測定を行った3機種のDECTモードにおいては，high/low kV共に，スキャン条件が操作モニタに表示されており，CTDI$_{vol}$の表示値と測定値の比較検証が可能であった。これにより，現状

表2　DSCTの測定例

Scanner		SOMATOM Definition Flash		
Scan mode		SECT (Maintenance mode)		DECT
Wedge		Medium		
Tube Voltage [kV]		80	140Sn	80 / 140Sn
Eff. mAs product [mAs]		200	77	200 / 77
Beam width [mm]		19.2		
$\text{CTDI}_{vol, 32}$ [mGy]	Measurement	5.5	3.0	8.2
	Display	Not displayed		7.6 (L, H : Not Displayed)
L/H kV time ratio	Measurement	Not applicable		
	Display			

でも最低限のDECTの線量評価は可能と考えられた。

方式別に見ると，kV switching CTでは，Aquilion ONE / PRISM EditionではhIgh/low kVのCTDI$_{vol}$が表示されていたが，Revolution HDでは表示がなく，標準化がされていない。また，両機種ともユーザーレベルでもSECTモードでDECTモードを再現することが可能であることから，管電圧ごとの詳細な線量評価が可能である。

一方で，DSCTのSOMATOM Definition Flashではhigh/low kVのCTDI$_{vol}$が表示されず，標準化されていない。また，ユーザーレベルではSECTモードでDECTモードを再現することが不可能であり，詳細な線量評価は困難である。

◎

本稿では，CT装置の高度化と線量評価の過程を時系列で解説した。革新的な要素技術の発展とともに，確定に線量評価は追走してきた。また，今後は，DECTの線量評価の標準化をユーザーとして期待したい。

なお，DICOM CT-RDSRによる医療情報規格との連携については，本稿では触れなかったが，興味のある読者の皆さまは文献[7]を参照されたい。

●参考文献
1) Dixon, R.L. : The Physics of CT Dosimetry : CTDI and Beyond. CRC Press, Florida, 2019.
2) Jucius, R.A., Kambic, G.X. : Radiation dosimetry in computed tomography (CT). *Proc. SPIE*, 0127, 1977.
3) Shope, T.B., et al. : A method for describing the doses delivered by transmission x-ray computed tomography. *Med. Phys.*, 8 (4): 488-495, 1981.
4) Kalender, W.A., et al. : Spiral volumetric CT with single-breath-hold technique, continuous transport, and continuous scanner rotation. *Radiology*, 176 (1): 181-183, 1990.
5) Leitz, W., et al. : Computed Tomography Dose Assessment-A Practical Approach. Radiation Protection Dosimetry, 57 (1-4): 377-380, 1995.
6) 村松禎久, 他：被ばく関連（CT装置の安全規格より）. 日本CT技術学会雑誌, 4 (1): 23-26, 2016.
7) 石原陽太郎, 他：標準・規格委員会だより──1. JIS T62985X線CT装置におけるサイズ対応CT線量の計算方法（制定）：X線CT装置の新規格と診療への波及効果. 日本放射線技術学会雑誌, 77 (12): 1493-1498, 2021.
8) Hirayama, K., et al. : Estimation of CTDIvol ratio between low and high tube voltage in dual-energy CT. European congress of radiology (ECR) 2023.
https://connect.myesr.org/course/novelties-in-computed-tomography-imaging/

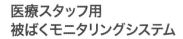
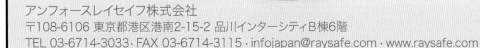

INFORMATION

超音波スクリーニング研修講演会2023東京
（2023/12/16・浜離宮朝日ホール・Web）

●会場開催
【日　時】2023年12月16日（土）10：20～16：10
【場　所】浜離宮朝日ホール（小ホール）
　　　　　東京都中央区築地5-3-2　朝日新聞社新館2F
【会場参加募集定員】250名
　（先着順：定員になり次第会場参加の申し込みは終了）
【参加費】4000円（オンデマンド配信付き）
●Web開催
【配信期間】2023年12月25日（月）～2024年2月29日（木）
【配信方法】オンデマンド配信のみ
【参加費】4000円（募集の人数制限はありません）

【プログラム】
「USスクリーニング…予後の良い癌を拾い上げるポイント…」
●ライブ1『腹部スクリーニングを行う基本とコツ』
　神宮字広明（東京都予防医学協会）
●講演1『胆　道』　岡庭信司（飯田市立病院）
●ライブ2『頸動脈・下肢静脈のスクリーニング』
　岩下和広（飯田市立病院）
●講演2『腎臓／膀胱』
　関口隆三（フェニックスメディカルクリニック）

●講演3『肝　臓』　松本直樹（日本大学）
●講演4『膵　臓』　水口安則（東京医療センター）
【共催ライブデモセミナー】（オンデマンド配信）
●共催：キヤノンメディカルシステムズ株式会社
　『Aplio i-series / Prism Editionで「きみの膵臓を観たい」
　…膵を観るためのワンポイントアドバイス…』
　　水口安則（東京医療センター）
●共催：GEヘルスケア・ジャパン株式会社
　『こんなときどうする？　超音波スクリーニング検査
　…効率的に精査に繋がる情報を引き出す技…』
　　小川眞広（日本大学）
【申し込み方法】
　参加登録ランディングページ：
　https://form.m-event.jp/form/34/us-screening2023
　NPO法人ホームページ：https://us-screening.org/
【主　催】特定非営利活動法人超音波スクリーニングネットワーク
【共　催】日本総合健診医学会／日本消化器がん検診学会
　＊超音波検査士更新5単位が付与されます。
【問い合わせ先】
　NPO法人超音波スクリーニングネットワーク事務局（大波）
　E-mail office@us-screening.org

特別企画
第26回
CTサミット
CT未来予想図

CT SUMMIT
since 1997

ランチョンセミナー

Technologies Required for Next Generation CT

井上　正隆　GEヘルスケア・ジャパン (株) CT Modality Sales Specialist

次世代のCTに求められる技術は医療の進歩に伴って日々変化している。第26回CTサミットのテーマ「CT未来予想図」に合わせ，次世代のCTに求められる最新技術を紹介する。冒頭部分では弊社のCTラインアップの説明をするが，その中で2023年のITEMで正式リリースされた「Revolution Apex Elite（レボリューションエイペックスエリート）」を主に紹介する。

CT検査の重要性としては，2022年に日本循環器学会の「2022年JCSガイドラインフォーカスアップデート版 安定冠動脈疾患の診断と治療」がアップデートされ，冠動脈CT血管造影（CCTA）の必要性が上昇している。その中で，弊社の最新技術を用いることで，どのように失敗のない心臓CTが実現できるのか紹介する。

また，フォトンカウンティングCT（PCCT）の登場によってさらに注目されているSpectral Imagingや，働き方改革が求められている現代に，弊社のAI技術を用いてどのように現場の先生方，患者へ貢献することができるのか下記に記す。

■ Revolution Apex Elite

CTに求められる五大要素である「高分解能（画質）」「高速化（スピード）」「カバレッジ（撮影範囲）」「物質弁別（機能評価）」「生産性（検査効率）」のすべてを世界最高水準で追究したのが，最上位機種Revolution Apex Eliteである（図1）。従来装置では実現が困難であった五大要素をすべて兼ね備えた本製品の発売によって，高度な個別化医療（プレシジョン・ケア）が求められる医療環境において，より精密で正確な検査・診断に貢献できると確信している。Revolution Apex Eliteでは世界最速0.23秒回転を実現し，後ほど紹介する「SnapShot Freeze2.0（SSF2.0）」と組み合わせることで他モダリティでも評価が難しい領域の画像化も期待できる。これら技術により，開胸を行わない非侵襲的治療の安全実施をサポートする。

■ Technologies for Whole Heart Imaging

いつでも・誰でも・誰に対しても，低被ばくで速やかに対応できる心臓専用アプリケーションソフトウエアとして，SSF2.0を紹介する。SSF2.0のアルゴリズム（図2）についてだが，ターゲットの心位相とその前後のデータを用いて各ボクセルの動態（動きの向き・動きの量など）を三次元的なベクトルで演算することで，冠動脈だけではなく，大動脈弁や僧帽弁，心筋など心臓全体のモーションを抑制する。

また，SSF2.0の特長として，すべての位相での静止画像の再構成が可能であることから，4D imagingにおいてより大きな効果を発揮する。心臓全体の4D情報（whole heart 4D）を取得することにより，経皮的冠動脈形成術（PCI）術前/術後の評価だけでなく，経カテーテル大動脈弁留置術（TAVI）や「MitraClip」（アボット社）を用いた経皮的僧帽弁接合不全術など，非侵襲的なカテーテル治療，および「自己弁温存手術」「大動脈弁形成術」などの外科的手術の安全施行をサポートする（図3）。

■ Technologies for Spectral Imaging

Spectral Imagingに弊社が貢献できる技術として，「Gemstone Spectral Imaging（GSI）」（図4）や新型管球である「Quantix Tube」（図5），ディープラーニングを用いた画像再構成技術の

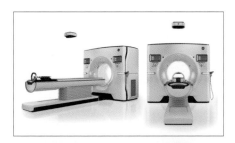

図1　Revolution Apex Eliteの外観図

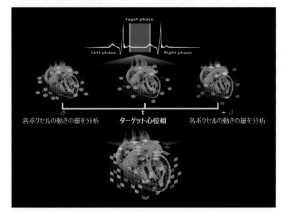

図2　SSF2.0のアルゴリズム

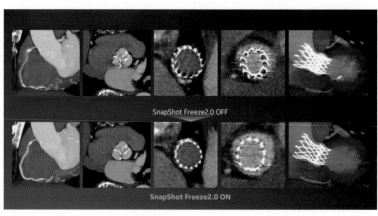

図3　SSF2.0のON/OFFの比較

〈0913-8919/23/¥300/論文/JCOPY〉

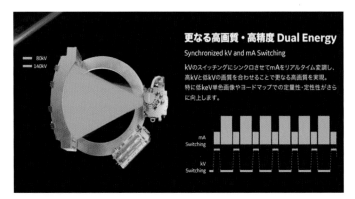

図4　GSIについて

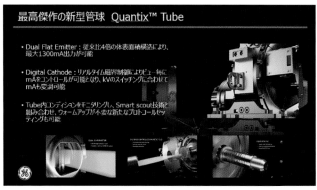

図5　Quantix Tubeについて

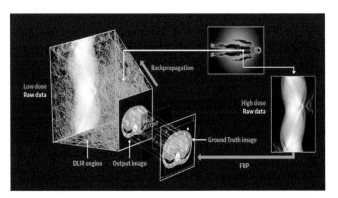

図6　TFIの成り立ち

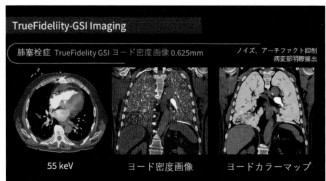

図7　TFIとGSIを併用した臨床応用
→：病変部

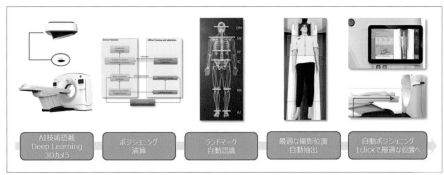

図8　AI搭載3Dカメラによる自動ポジショニング

「TrueFidelity Imaging（TFI）」（図6）などがある。GSIは80kVpと140kVpの2つのエネルギーを超高速でスイッチングし，高精度，高画質なdual energy画像の再構成を可能とする。

　さらに，Quantix Tubeでは，viewごとの管電流調整，管電圧ごとの管電流調整が可能となったことで，低いエネルギーと高いエネルギーの管電圧に対して適切な管電流を選択でき，さらに高精度，高画質，被ばくの低減を可能にし，診断精度をさらなる高みへ引き上げることができる。

　また，TFIとGSIの併用が可能になったことで，次世代に求められる画像の再構成が可能となる（図7）。TFIに用いら

れているdeep learning image reconstruction（DLIR）は，filtered back projection（FBP）やiterative reconstruction（IR）の課題に対処することで，ノイズ低減かつ読影のしやすい質感を両立した画像再構成を可能とし，世界で初めて米国 Food and Drug Administration（FDA）に承認されたディープラーニング再構成技術である。教師画像に高画質なFBP画像を採用することで，従来の質感に近く，ノイズやアーチファクトの低減が可能となる。

■ Technologies for Effortless Workflow

　昨今，働き方改革がささやかれる中で，

現場の先生方に貢献できる技術として，「Effortless Workflow」を紹介する。Effortless Workflowでは，撮影前，撮影中，撮影後のあらゆるところでAI技術を活用しており，具体的な機能として，AI搭載3Dカメラによる自動ポジショニング，自動撮影範囲調整が可能な「Smart Plan」，自動撮影パラメータ調整可能な「Auto Prescription」などがある。なかでも，AI搭載3Dカメラ（図8）を用いることで，患者のポジショニングの自動化だけでなく，オートセンタリングで再現性の高いCT検査の実施による線量の最適化，患者のガントリとの接触防止機能による医療安全の担保などが可能となり，ワークフローの改善以外にも大きなメリットがある。

◎

　これらの技術を用いることで，日々多くの検査をこなされる現場の先生方，そして患者に大きく貢献していきたい所存である。

■ 問い合わせ先

GEヘルスケア・ジャパン株式会社
〒191-8503
東京都日野市旭が丘4-7-127
TEL：0120-202-021（コールセンター）
gehealthcare.co.jp

ランチョンセミナー

フィリップスCT技術動向

小川　亮　㈱フィリップス・ジャパン プレシジョンダイアグノシス事業部CTモダリティセールススペシャリスト

これまでフィリップスでは，数多くのCTにおける技術開発を行ってきた。そして2016年には2層検出器を搭載した「IQon Spectral CT」を日本国内で販売開始し，ルーチン検査でのスペクトラルイメージングの使用が広まったと考えている。さらに，フィリップスでは，2021年に高速撮影かつスペクトラルイメージングを可能にする「Spectral CT 7500」と，さまざまなAI技術を搭載した「Incisive CT Premium」を発表した。本稿では，この2機種に搭載された臨床的価値を有する技術について紹介する。

■ Spectral CT 7500：Every Patient, Every Scan

IQon Spectral CT，Spectral CT 7500に採用している2層検出器方式の最大の利点は，撮影されたすべての症例に対して，事前の撮影設定なしにスペクトラルイメージングが得られるという点である（図1）。その2層検出器から得られるスペクトラルイメージングの臨床的有用性は，造影検査だけでなく，単純CT画像の診断能向上など多岐にわたる。図2の症例は，肺がん治療中に右膝に痛みを呈した症例である。従来画像の軟部条件，骨条件（図2 a）共に明らかな異常像は認めない。しかし，物質弁別によってカルシウム成分を抑制したスペクトラルイメージングの一つであるCalcium

Suppression画像（図2 b）では，MRI（図2 c）と同様の位置に，境界明瞭に骨梁間転移の画像所見を認める（図2←）。この症例のように，スペクトラルイメージングでは，これまでのCT画像では検出不可能であった病変に対して付加価値のある画像所見を提供することが可能である。

そして，Spectral CT 7500では，モーションアーチファクト低減を可能にする約400mm/sの高速撮影を採用することで，これまで以上に高画質なイメージングの取得が可能である。図3の症例は，通常の撮影速度と高速撮影の比較画像である。対象とする症例は，検査時に息止め困難となっているために，通常の撮影ではモーションアーチファクトの影響で画質劣化が顕著となっている（図3 a）。しかし，Spectral CT 7500の高速撮影を用いることで肺野全体のモーションアーチファクトは低減し，診断価値の高い画像が得られている（図3 b）。この高速撮影は，モーションアーチファクト低減効果による画質の改善だけでなく，息止め時間を短縮した患者に優しい検査の一助となる。

さらに，Spectral CT 7500では，撮影管電圧を100kVpに設定することで，被ばく線量を低減した従来画像を含むスペクトラルイメージングの提供も可能となる。図4の症例は，生後6日の新生

児に対しての造影CT検査である。このような症例に対して100kVpの撮影管電圧を使用することで，低被ばくかつ，スペクトラルイメージングによる造影効果の担保されたCT検査が可能となる。

Spectral CT 7500は，これまでの2層検出器技術にさまざまな機能をアップデートすることで，多様な患者に対応したスペクトラルイメージングを用いた画像診断が可能となる。

■ Incisive CT Premium：Intellect at every step

Incisive CT Premiumには，撮影者のワークフロー向上や画質改善に寄与するさまざまなAI技術が搭載されている。今回は，AI画像再構成である「Precise Image」，心臓専用モーションフリー画像再構成である「Precise Cardiac」を紹介する。

1. Precise Image

Precise Imageは，画像再構成に畳み込みニューラルネットワークを用いることで，最大80％の線量低減，最大85％のノイズ低減，最大60％の低コントラスト検出能の改善を可能にしたAI画像再構成である[1]。

図5は，頭部2mmのthinスライス画像である。従来のfiltered back projection（FBP）画像では，薄いスライスになるとノイズ量の増加により画質劣化が顕著となる（図5 a）。しかし，Precise Imageを用いることでノイズは大幅に低減し，薄いスライスでの診断能は大幅に向上する（図5 b）。また，図6の症例は，管電圧：80kVp，CTDI$_{vol}$：2.96mGyの腹部造影症例である。このような低管電圧，超低被ばく撮影においても，Precise Imageは，低管電圧による造影コントラスト向上効果と被ばく線量低減による低侵襲なCT検査が可能となる。さらに，これまでのノイズ低減画像再構成で

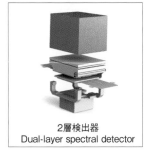
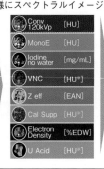

Spectral CT 7500　すべての患者様にスペクトラルイメージングを提供する2層検出器

Conv 120kVp	[HU]
MonoE	[HU]
Iodine no water	[mg/mL]
VNC	[HU*]
Z eff	[EAN]
Cal Supp	[HU*]
Electron Density	[%EDW]
U Acid	[HU*]

100 %
Spectral results
すべての検査が
スペクトラルイメージング

Zero compromise

事前オーダー・特別な撮影は不要
50cm Full FOV×Spectral
心電図同期撮影との併用
高速撮影，Pitchの制限なし
Auto Exposure Control
小焦点撮影による高分解能な画像

2層検出器
Dual-layer spectral detector

図1　Spectral CT 7500に採用している2層検出器方式

〈0913-8919/23/￥300/論文/JCOPY〉

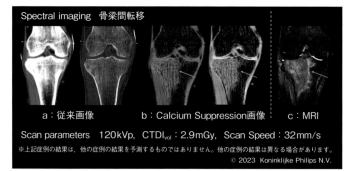

Spectral imaging 骨梁間転移

a：従来画像　　b：Calcium Suppression画像　　c：MRI

Scan parameters　120kVp, CTDI$_{vol}$：2.9mGy, Scan Speed：32mm/s

※上記症例の結果は，他の症例の結果を予測するものではありません。他の症例の結果は異なる場合があります。

© 2023 Koninklijke Philips N.V.

図2　骨梁間転移症例
（画像ご提供：熊本中央病院様）

High speed scan
高速撮影による肺野のモーションアーチファクトの低減効果

a：Normal scanning　　b：High-speed scanning

※上記症例の結果は，他の症例の結果を予測するものではありません。他の症例の結果は異なる場合があります。

© 2023 Koninklijke Philips N.V.

図3　高速撮影症例
（画像ご提供：熊本中央病院様）

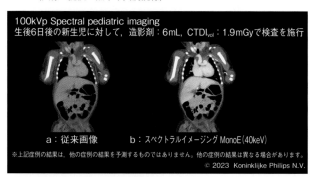

100kVp Spectral pediatric imaging
生後6日後の新生児に対して，造影剤：6mL, CTDI$_{vol}$：1.9mGyで検査を施行

a：従来画像　　b：スペクトラルイメージング MonoE（40keV）

※上記症例の結果は，他の症例の結果を予測するものではありません。他の症例の結果は異なる場合があります。

© 2023 Koninklijke Philips N.V.

図4　新生児（生後6日）症例
（画像ご提供：奈良県総合医療センター様）

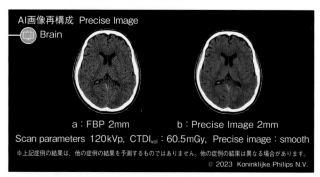

AI画像再構成 Precise Image
Brain

a：FBP 2mm　　b：Precise Image 2mm

Scan parameters 120kVp, CTDI$_{vol}$：60.5mGy, Precise image：smooth

※上記症例の結果は，他の症例の結果を予測するものではありません。他の症例の結果は異なる場合があります。

© 2023 Koninklijke Philips N.V.

図5　Precise Image：頭部症例
（画像ご提供：佐田病院様）

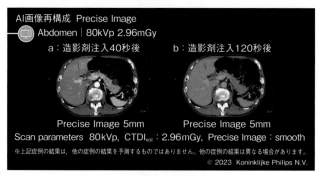

AI画像再構成 Precise Image
Abdomen｜80kVp 2.96mGy

a：造影剤注入40秒後　　b：造影剤注入120秒後

Precise Image 5mm　　Precise Image 5mm

Scan parameters　80kVp, CTDI$_{vol}$：2.96mGy, Precise Image：smooth

※上記症例の結果は，他の症例の結果を予測するものではありません。他の症例の結果は異なる場合があります。

© 2023 Koninklijke Philips N.V.

図6　Precise Image：低被ばく腹部症例
（画像ご提供：長野中央病院様）

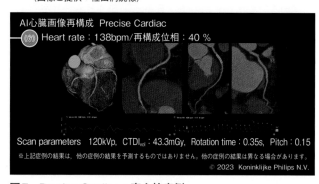

AI心臓画像再構成 Precise Cardiac
Heart rate：138bpm/再構成位相：40 %

Scan parameters　120kVp, CTDI$_{vol}$：43.3mGy, Rotation time：0.35s, Pitch：0.15

※上記症例の結果は，他の症例の結果を予測するものではありません。他の症例の結果は異なる場合があります。

© 2023 Koninklijke Philips N.V.

図7　Precise Cardiac：高心拍症例
（画像ご提供：長野中央病院様）

は，noise power spectrum（NPS）の形状によってスライス厚が厚くなるほどオイルペインティングな画像となる傾向にあった。しかし，Precise Imageでは，教師画像をFBP画像とすることで，FBP画像のテクスチャを維持した画像を生成している。

2. Precise Cardiac

フィリップスCTでは，Beat to Beatアルゴリズムを含む独自の心臓再構成技術を用いることで，不整脈などの心拍変動を呈する症例に対して精度の高い冠動脈の画像診断が可能である[2]。それらの画像再構成技術に，Incisive CT Premiumと前述のSpectral CT 7500では，心臓専用モーションフリー画像再構成であるPrecise Cardiacが新たに追加された[3]。Precise Cardiacは，高度な補正技術によって高心拍によるモーションアーチファクトを低減することで，末梢血管まで高画質なイメージングを得ることが可能である（図7）。

Incisive CT Premiumでは，Precise ImageとPrecise Cardiacといった先進的なAI技術を用いることで，さまざまな領域で低侵襲かつ診断精度を高めた画像診断が可能となる。

●参考文献
1）AI for significantly lower dose and improved image quality：Precise Image. PHILIPS Computed Tomography White paper, 2021.
https://www.philips.com/c-dam/b2bhc/master/resource-catalog/landing/precise-suite/452299173381-ct-smart-workflow-ai-r-wp-hr.pdf?_ga=2.246703875.664310232.1691453261-1834873393.1589876300
2）PHILIPS Healthcare：Computed Tomography. 2020.
https://www.philips.co.jp/c-dam/b2bhc/jp/products/category/computed-tomography/cardiac-solutions.pdf
3）Motion-compensated reconstruction for coronary imaging：Precise Cardiac. PHILIPS Computed Tomography White paper, 2021.
https://www.philips.com/c-dam/b2bhc/master/resource-catalog/landing/precise-suite/452299173391-ct-smart-workflow-cardiac-wp-fnl-hr.pdf?_ga=2.84239134.664310232.1691453261-1834873393.1589876300

問い合わせ先

株式会社フィリップス・ジャパン
〒108-8507
東京都港区港南2-13-37　フィリップスビル
フリーダイアル：0120-556-494
【フィリップスお客様窓口】
土日祝休日を除く9：00〜18：00
www.philips.co.jp/healthcare

特別企画

第26回
CT
サミット

CT未来
予想図

CT SUMMIT
since 1997

ランチョンセミナー

「MEDRAD Centargo」CTインジェクションシステム 製品紹介

牛尾　喜一　バイエル薬品(株)ラジオロジー事業部

バイエル薬品株式会社は，2023年1月に，24時間連続使用可能な消耗品を使用するマルチペーシェントCTインジェクションシステム「MEDRAD Centargo（Centargo）」を日本で発売した。本製品は，CT検査の効率を高める造影剤自動注入器のセットアップ機能によるワークフローの簡便性をより進化させた，24時間の連続使用を可能とする新たな専用消耗品を使用するCT用造影剤自動注入装置である。1号機を2020年にイギリスで設置後，2023年7月現在，ヨーロッパ，アジアなど，およそ45の国と地域で約800台が稼働している。本邦では2023年7月現在，2施設で2台臨床稼働している。

バイエルの造影剤自動注入器は世界各国で流通しており，これまでさまざまな国のユーザーから，より簡便に，コストや手間を減らしながら安全に検査を実施できる製品開発の要望を受けてきた。世界の国々の中には，診療放射線技師が一人で造影CT検査を実施する施設もあり，サポートに回るほかのスタッフがいない場合でも安全性，信頼性，効率性，そして経済性を同時に実現し，加えて確実に撮影できる製品の開発が待たれていた。Centargoは，このような各国の医療機関の要望をかなえるため，「DO LESS CARE MORE」をコンセプトに，造影剤，自動注入器，また，その消耗品の準備，操作や片付けなど，雑務にかかる医療従事者の手間を減らしつつ，汚染や感染のリスク，空気の誤注入のリスクを可能なかぎり低減させることで，検査の安全性を追究，造影CT検査にかかわる医療従事者に本来求められるより良い画像の獲得，患者のケアに専念できることを念頭に開発された。

本稿では，具体的なCentargoの機能について解説する。

■ Centargoの特長

Centargoは，従来のインジェクタ同様，CT室で稼働するスキャンルームユニット（SRU）（図1）と，操作室に設置するコントロールルームユニット（CRU）で構成されている。CentargoのSRUはバッテリー駆動でコードレスで稼働し，SRUとCRUはWi-Fiで通信し，2つの構成品の間をつなぐケーブル類がない。そのため，弊社「MEDRAD Stellant」CTインジェクタのスタンドタイプのような床の配線は不要で，任意の場所に移動させることができる。移動をより容易にするため，4つのキャスターと，本体背面にはハンドルを装備している。天吊式のような専用の設置工事は必要ない。

使用する造影剤はボトル製剤である。生理食塩水は1本，造影剤は2本，それぞれ任意のサイズを取り付けることができる（図1, 2）。取り付けた製剤は，24時間連続使用可能なデイセットに自動充填され，エア抜きまでインジェクタが自動で行う。デイセットは200mLのシリンジが3本セットになった構造で，生理食塩水200mL，造影剤400mL（200mL×2本）まで充填できる。従来のシリンジ製剤を利用した造影検査では，生理食塩水でフラッシュする検査のために生理食塩水を充填する必要があったが，Centargoではデイセットを利用するため，生理食塩水のシリンジを別途準備する必要はなく，1日1個のデイセット以外，追加のシリンジのコストは発生しない。

製剤の認識にはバーコードを利用し，バーコードがついている製剤であれば，登録，識別が可能である。また，CRUだけでなくSRUにも液晶タッチパネルを搭載しているため，注入前や注入中に，操作室だけでなく，CT室でも患者情報，注入条件，注入圧のグラフなどを確認することができ，確実な検査の実施を支援する（図2）。

注入にはもう1種類の専用消耗品，患者ラインをデイセットに取り付ける。患者ラインはシングルラインのコイルチューブで，片手で簡単に取り付けが可

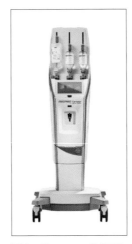

図1　CentargoのSRU

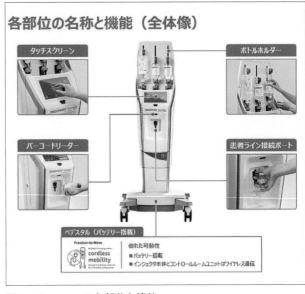

図2　Centargoの各部位と機能

〈0913-8919/23/¥300/論文/JCOPY〉

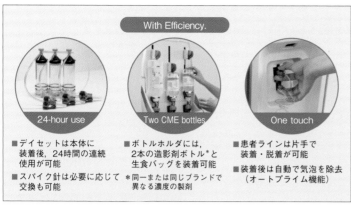

With Efficiency.

24-hour use
- デイセットは本体に装着後，24時間の連続使用が可能
- スパイク針は必要に応じて交換も可能

Two CME bottles
- ボトルホルダには，2本の造影剤ボトル*と生食バッグを装着可能
- *同一または同じブランドで異なる濃度の製剤

One touch
- 患者ラインは片手で装着・脱着が可能
- 装着後は自動で気泡を除去（オートプライム機能）

図3　Centargoによる検査効率の向上

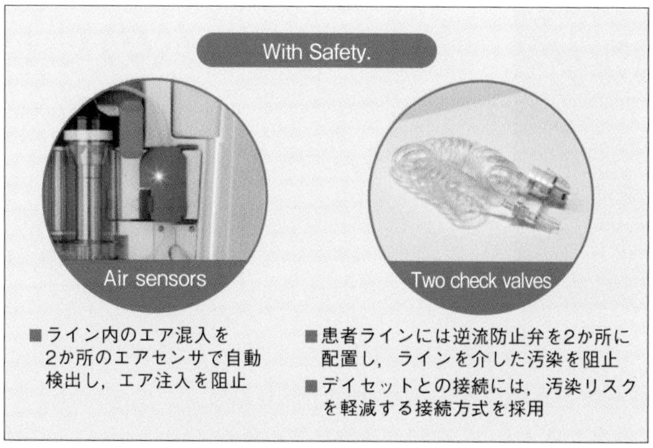

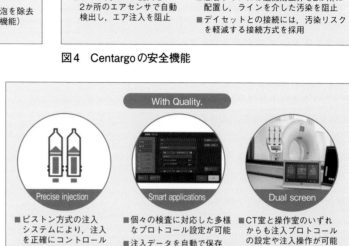

With Safety.

Air sensors
- ライン内のエア混入を2か所のエアセンサで自動検出し，エア注入を阻止

Two check valves
- 患者ラインには逆流防止弁を2か所に配置し，ラインを介した汚染を阻止
- デイセットとの接続には，汚染リスクを軽減する接続方式を採用

図4　Centargoの安全機能

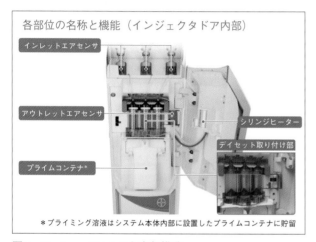

各部位の名称と機能（インジェクタドア内部）

- インレットエアセンサ
- アウトレットエアセンサ
- プライムコンテナ*
- シリンジヒーター
- デイセット取り付け部

＊プライミング溶液はシステム本体内部に設置したプライムコンテナに貯留

図5　Centargoのセンサと内部構造

With Quality.

Precise injection
- ピストン方式の注入システムにより，注入を正確にコントロール
- 造影剤と生理食塩液の同時注入機能

Smart applications
- 個々の検査に対応した多様なプロトコール設定が可能
- 注入データを自動で保存
- 院内システムとの接続により簡便な情報連携が可能*

Dual screen
- CT室と操作室のいずれからも注入プロトコールの設定や注入操作が可能
- 患者さんの傍らでテスト注入や注入圧モニターが可能

＊院内システムとの接続に関しては別途費用が発生する場合があります。

図6　高品質の検査実施

能である。これまでの弊社「MEDRAD Stellant D」インジェクタの場合，生理食塩水でフラッシュする際は，造影剤と生理食塩水のそれぞれにチューブを接続した後，生理食塩水側，造影剤側のそれぞれをエア抜きする必要があったが，Centargoの場合，操作者はワンタッチで患者ラインを取り付けるだけで，チューブ内のエア抜きまでインジェクタが自動で行う（図3）。患者ラインのエア抜きの所要時間は数秒である。患者ラインには逆流防止弁を2か所配置し，ラインを介した汚染を防止する。また，デイセットとの接続には，汚染リスクを軽減する接続方式を採用している（図4）。注入ラインのエア抜きで使用した生理食塩水は，Centargo内部に装備されているプライムコンテナに廃液される（図5）。プライムコンテナの容量は680mLで，センサによって廃液量が容量に近くなると，廃液を促すメッセージが画面に表示される。

注入する際は，従来のインジェクタと同じようにデイセットからピストンで製剤を押し出す。造影剤，生理食塩水それぞれの注入のほか，造影剤と生理食塩水の同時注入が可能である。デイセットの前後にはシリンジヒーターが装備され，デイセットに充填された造影剤の温度を保つ。注入後，デイセットには使用した量の製剤がそれぞれ再充填され，エア抜きまで自動で完了し，取り付けられたボトルやバッグに製剤が入っていれば，人による操作は必要ない。

Centargoに取り付けられた3本のボトルあるいはバッグは，デイセットのスパイクで接続される。ボトルやバッグからデイセットへエアを引き込まないために，それぞれのボトルやバッグの内容液の存在を確認するエアセンサが2か所に配備されている。1か所は製剤の容器からデイセットにエアを引き込まないためのインレットエアセンサ，もう1か所はデイセットから押し出される製剤に万が一エアが入っていた場合，それを患者の体内に注入しないためのアウトレットエアセンサである（図5）。ボトルやバッグ

が空になり，エアが検出された場合は，空の容器のライトがオレンジ色に変わり，製剤の交換を促す。

このほかCentargoには造影CT検査の品質向上に貢献するため，多様なプロトコール設定，注入データの自動保存，院内システムとの接続機能による情報連携などを可能にする多彩な機能を搭載している（図6）。

管理医療機器：多相電動式造影剤注入装置
販売名：Centargo CTインジェクションシステム
認証番号：302AABZX00091000
管理医療機器：造影剤用輸液セット
販売名：Centargo ディスポーザブルセット
認証番号：303AABZX00003000
PP-M-CEN-JP-0052-19-09

問い合わせ先

バイエル薬品株式会社
ラジオロジー事業部
TEL：0120-609-040
https://radiology.bayer.jp/

特別企画
第26回
CT
サミット
CT未来
予想図
CT SUMMIT
since 1997

ランチョンセミナー

富士フイルムのCT装置とAI技術の取り組み

折田　齊倫　富士フイルムヘルスケア（株）診断システム営業部画像診断営業グループ

世界に類を見ない高齢化社会を迎え，さらなる循環器疾患の増大が予想される「未来の日本」。医療制度を維持するため，患者のquality of life向上のため，予防・診断・治療の重要性はさらに増している。富士フイルムは，そのような医療現場の未来を支え，より高精度・より低侵襲・より高効率な検査環境を届けるために，長年の経験とAI技術を融合したどり着いたCTの新しい撮影を提案する。

■ AI技術を活用したワークフロー効率化「SynergyDrive」

チーム医療を支え続けてきた富士フイルムだからこそできたAI時代の新しいワークフローソリューションがSynergyDriveである（図1）。深層学習などのAI技術[*1]を活用したワークフロー支援機能により，医療現場のさまざまな課題を解決し，診療の効率化と質の向上に貢献する。Deep Learningを活用して開発した自動ポジショニング機能「AutoPositioning」[*2]は，3Dカメラにより被検者の位置と特徴を認識し，ワンボタンで寝台横移動を含めて撮影開始位置へのセッティングをサポートする。カメラの画像はガントリモニタだけでなく，操作卓のモニタにおいても確認することが可能である（図2）。次に，「AutoPose」により，スキャノグラムの表示後に，撮影範囲や傾きなどが自動設定される（図3）。自動算出された撮影範囲は，操作者による確認，調整が可能である。撮影後，再構成されたCT画像は，コンソールへの保存と並行処理で「SYNAPSE VINCENT Core」にも保存される。コンソールから画像をDICOM送信する手間を省略し，検査の運用性を高めることができる（図4）。富士フイルムは，SynergyDriveによって，「より正確な検査」「スピーディな検査」を，臨床にかかわるすべての人に提供したいと考えている。

■ AI技術を活用した画像再構成「IPV」

IPVはAI技術を活用して開発した画像再構成技術である（図5）。十分な反復処理により得られる画像を教師データとして，高精度の処理を高速化した。富士フイルムが開発した独自のVisual modelに基づき，raw dataを起点とした画像再構成処理により，noise power spectrum（NPS）をfiltered back projection（FBP）画像に近づけ，画像ノイズを最大90%低減[*4]し，被ばく量は最大83%低減[*5]，低コントラスト検出能を最大2倍[*5]に改善した。富士フイルム

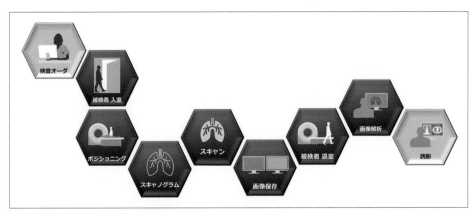

図1　SynergyDriveが支援する
　　　検査ワークフロー

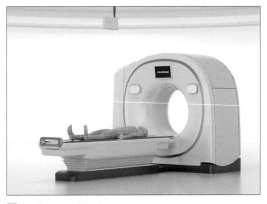

図2　AutoPositioning

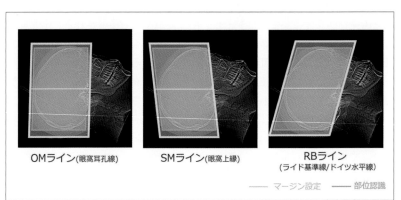

OMライン（眼窩耳孔線）　　SMライン（眼窩上線）　　RBライン（ライド基準線/ドイツ水平線）

―― マージン設定　　―― 部位認識

図3　AutoPose

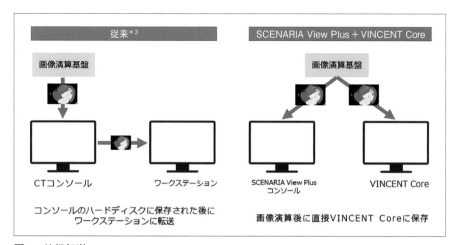

図4　並行転送

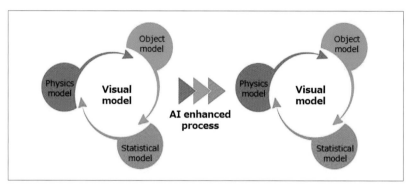

図5　IPV

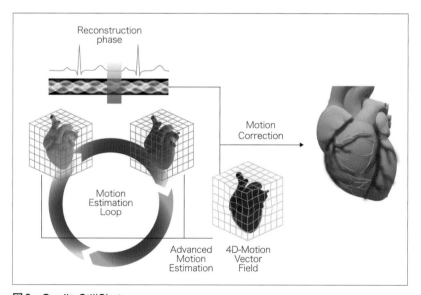

図6　Cardio StillShot

から被写体の動く方向と量を四次元的に算出し，画像再構成時に補正を行うことで，最高28ms[6]の実効時間分解能を実現する（図6）。高い実効時間分解能により，心拍の高い患者でもモーションアーチファクトを低減したブレの少ない高精細な臨床画像を提供することで，診断能向上に寄与する。

◎

深層学習などの新しいAI技術の進展によって，医療は次なる領域へと足を踏み入れようとしている。ヒトがAI技術と共創することで，高い次元での医療の確立が視野に入ってきた。すべては，臨床の未来のために。富士フイルムは新たな価値を生み出す場を作り，新たな領域へと足を踏み出す。

*1 AI技術を活用して開発した機能について，導入後に自動的に装置の性能・精度が変化することはない。
*2 AutoPositioningはオプションである。位置決め時の寝台移動を補助する機能であるため，投光器（ライトローカライザ）を用いて，操作者が最終的に目視および手動で位置決めする必要がある。
*3 全身用X線CT診断装置 SCENARIA（医療機器認証番号：221ABBZX00081000）と比較した場合
*4 水ファントムに対してIPV肺野の強度レベルStrong5を使用して画素値の標準偏差にて試験した場合
*5 モデルオブザーバ法を用いてMITA CT IQファントム（CCT189：Phantom Laboratory社製）に対して，IPVの強度レベルStrong5を使用して0.625mm厚のスライス厚でテストして得られた結果。検査対象，患者のサイズ，解剖学的位置，および検査内容によっては得られる効果が小さくなりうる。
*6 0.35s/rot，Beam Pitch 0.1719の場合。

* StillShot，SCENARIA，SCENARIA View は富士フイルムヘルスケア株式会社の登録商標です。
* SYNAPSE，VINCENT は富士フイルム株式会社の登録商標です。
* IPVは，Iterative Progressive reconstruction with Visual modelingの略称です。
* SCENARIA View Plus は，販売名：全身用X線CT診断装置 SCENARIA View の操作卓CT-OC-23B搭載モデルの呼称です。

販売名：全身用X線CT診断装置 SCENARIA View
医療機器認証番号：230ABBZX00027000
製造販売業者：富士フイルムヘルスケア株式会社

3D画像解析システム SYNAPSE VINCENT
販売名：富士画像診断ワークステーション FN-7941型
認証番号：22000BZX00238000
製造販売業者：富士フイルム株式会社

の経験とAI技術の活用により，被ばく低減と視認性の両立をめざす技術である。

■「抑える技術」でより高精度な臨床診断を支援する「Cardio StillShot」

心臓CT検査では，心拍数や心臓の動きなど，さまざまな要因が画質に影響を与える。冠動脈のブレや動きの変化によるアーチファクトが発生し，期待した画質の画像が得られず診断に影響を及ぼすことがある。これらの問題を改善するために，富士フイルムはCardio StillShotを開発した。Cardio StillShotは，心臓CT検査で収集したraw data

問い合わせ先

富士フイルムヘルスケア株式会社
https://www.fujifilm.com/jp/ja/healthcare/mri-and-ct

高精細×AI技術の融合と未来を切り開く次世代CT

伊藤　雄也　キヤノンメディカルシステムズ（株）国内営業本部CT営業部営業技術担当

　昨今の医療現場が抱える課題には，医療費の増加，人的資源不足，患者の求める医療の高度化などがあり，質の高い患者アウトカムを低コストで実現することが重要である。

　当社はこれら課題を改善すべく，さらなる高画質と低被ばくにつながるディープラーニングを用いて設計した画像再構成技術「Advanced intelligent Clear-IQ Engine (AiCE)」や，超解像画像再構成技術「Precise IQ Engine (PIQE)」，さらにはカメラ映像を用いたワークフローの改善技術などをリリースしている。

　本稿では，PIQEの原理や特長，臨床適用例，および現在開発中のPhoton Counting Detector CT (PCD-CT)の現況について紹介する。

■ PIQE

　PIQEはArea Detector CT (ADCT)，高精細CT，ディープラーニング再構成など，当社ならではの技術要素を踏襲し開発した超解像画像再構成技術である[1), 2)]。ADCTの大きな特長である1回転での心臓撮影にPIQEを適用することで，ヘリカルスキャンによるオーバーラップの脱却により，低被ばくかつバンディングアーチファクトの影響を受けない高画質な画像が得られる。また，教師データに高精細CT「Aquilion Precision」で収集した高分解能なデータを用いることで，大幅な空間分解能の向上が得られる。さらに，「Forward projected model-based Iterative Reconstruction SoluTion (FIRST)」やAiCEで培ったmodel-based high quality再構成を使用することで，ロバスト性の高いノイズ低減効果や粒状性の維持効果が得られ，高分解能と低ノイズの両立を実現している。

　PIQEは，設計段階で行うトレーニングプロセスと，装置に実装される再構成プロセスの2つに分かれている。なお，

装置に実装後は，deep convolutional neural network (DCNN) 自体に自己学習機能を有していない。

　トレーニングプロセスでは，高精細CTのSHRモード (0.25mm, 1792ch) で収集した教師データと，このSHRモードの収集データから従来解像度 (0.5mm, 896ch) をシミュレーションした入力データを用いることで，検出器素子サイズによる空間分解能の劣化過程を忠実に学習させている[3)]。入力データはさまざまなノイズレベルのデータを用いており，ノイズ低減効果と良好な粒状性も学習

させている（図1）。

　再構成プロセスでは装置で収集されたデータに対し，設計段階で学習したDCNNを用い画像再構成を行う。PIQEの超解像処理により，空間分解能向上と選択的にノイズ除去した最終画像が出力される（図2）。PIQEの再構成は設計されたDCNNを一度通すだけなので，演算コストの大きいmodel based iterative reconstruction (MBIR) と比べて短時間で画像再構成を行うことができ，日常臨床に適用可能な高速再構成を達成している。

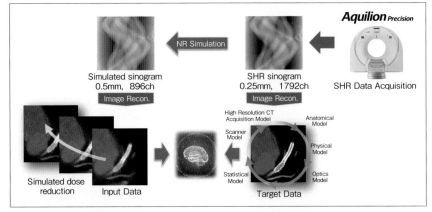

図1　トレーニングプロセス
高精細CTで収集したSHRモードの収集データから教師データを作成する。一方，教師データと同一のSHRモードの収集データから，従来CT相当の分解能を有するデータをシミュレートし，かつさまざまなノイズ量を付加した入力データを作成する。PIQEのDCNNにおける各層のフィルタは三次元フィルタを用い，教師データと入力データのペアにて学習する。

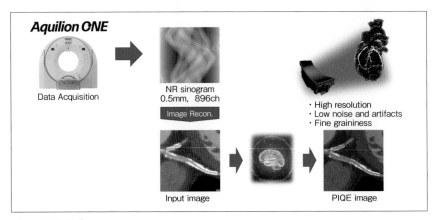

図2　再構成プロセス
「Aquilion ONE」で収集したデータを，事前に学習されたDCNNを用いて画像再構成し，空間分解能向上と選択的にノイズが除去されたPIQE画像が出力される。

〈0913-8919/23/¥300/論文/JCOPY〉

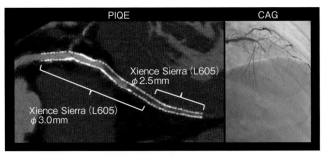

図3　冠動脈ステント症例（3.0mm径，2.5mm径）
（画像ご提供：華岡青洲記念病院様）

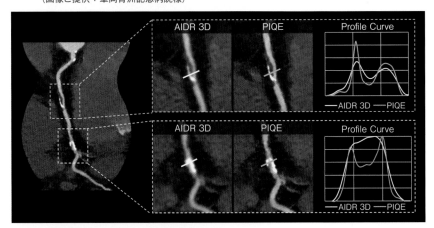

図4　冠動脈石灰化プラーク高度狭窄症例
（画像ご提供：岩手医科大学附属病院様）

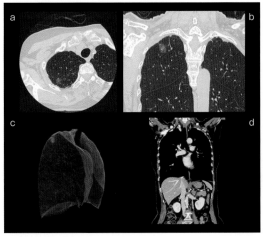

図5　PCD-CTで撮影した肺がん疑い症例
a：胸部CTアキシャル画像（1mmスライス厚）
b：胸部CTコロナル画像（1mmスライス厚）
c：肺野3D画像（黄色部が病変）
d：胸部〜上腹部造影CTコロナル画像
（画像ご提供：国立がん研究センター東病院様）

■臨床例

　代表的な臨床データをPIQEの特長と併せて紹介する。

　図3は，3.0mm径と2.5mm径のステントが留置された冠動脈の慢性完全閉塞例である。PIQEを用いることで，空間分解能の向上により，2.5mm径のステント内腔およびステントストラットの視認性が明瞭である。ステント内腔の描出能向上により，3.0mm径以下のステント内再狭窄の診断能向上に期待できる。

　図4は，冠動脈石灰化プラークを有する高度狭窄症例における「Adaptive Iterative Dose Reduction 3D（AIDR 3D）」とPIQEの比較画像である。従来のAIDR 3Dでは鮮鋭度の低下が見られるが，PIQEでは空間分解能向上とノイズ低減の両立により，石灰化から発生するブルーミングアーチファクトを抑制し，石灰化や血管内腔とプラークの境界を明瞭に描出している。実際のプロファイルカーブにおいても，PIQEの方が微小石灰化の信号値が高く（上段），石灰化と内腔とのCT値に差がある（下段）ことが確認できる。

　現在，PIQEは「Aquilion ONE /

PRISM Edition」におけるvolume scanで撮影された心臓データに対して適用可能であるが，今後は他部位展開，他機種展開も予定している。

■PCD-CT

　PCD-CTは，半導体素材のフォトンカウンティング検出器を搭載した次世代のCT装置である。当社は，半導体検出器モジュールの開発と製造において世界トップクラスの技術を有するレドレン・テクノロジーズ社と提携し，テルル化亜鉛カドミウム（CZT）を用いたPCD-CTの開発を進めている。CZTは，X線阻止能が高くX線検出効率が良いため，被ばく線量低減につながる素質があり，検出器の厚みを薄くできるため，散乱線の発生確率を減らすことができる。また，高電圧の印加で高いカウントレートを得られるためカウントのdead timeを短くでき，パイルアップの影響を軽減できる利点がある。当社は薬機認証を2022年12月に取得し，国立がん研究センター先端医療開発センターに設置の上，臨床研究を行っている。

　図5に臨床画像例を示す。ノイズや肩からのストリークアーチファクトが少なく，病変および正常な組織構造を良好に描出できていることがわかる。

◎

　PCD-CT開発においては，これまで培ってきた技術を結集し，当社ならではの次世代CT開発を加速していく。

●参考文献
1) Lee, T-C., Zhou, J., Yu, Z., et al. : Deep learning enabled wide-coverage high-resolution cardiac CT. Proc. SPIE 12031, Medical Imaging 2022 : Physics of Medical Imaging, 1203120, 2022.
https://doi.org/10.1117/12.2611817
2) Boedeker, K. : Precision-Trained Deep Learning : Redefining Cardiac Imaging. Canon Medical Systems Corporation, 2021.
https://global.medical.canon/publication/index
3) Hernandez, A.M., Shin, D.W., Abbey, C.K., et al. : Validation of synthesized normal-resolution image data generated from high-resolution acquisitions on a commercial CT scanner. Med. Phys., 47 (10) : 4775-4785, 2020.

問い合わせ先

キヤノンメディカルシステムズ株式会社
CT営業部
〒212-0015
神奈川県川崎市幸区柳町70-1
TEL：03-6369-9644
https://jp.medical.canon/

Zio Vision
画像の本質を診る ———————————————————— No.11

AS患者に対するTAVIのありかた
～長期治療戦略を練る～

第31回日本心血管インターベンション治療学会学術集会（**CVIT 2023**）が，**2023年8月4日**（金）～**6日**（日）に福岡**PayPay**ドーム，ヒルトン福岡シーホーク（福岡県福岡市）で開催された。学会共催のランチョンセミナー36「**AS患者に対するTAVIのありかた～長期治療戦略を練る～**」では，井口信雄氏（榊原記念病院）が座長を務め，田中 旬氏（三井記念病院循環器内科）と坂本知浩氏（済生会熊本病院心臓血管センター循環器内科）が講演した。

講演 1

大動脈弁狭窄症の治療戦略
～運動負荷心エコーの位置付け～

田中　旬　三井記念病院 循環器内科

AS（大動脈弁狭窄症）患者に対するTAVI（経カテーテル大動脈弁留置術）検討の際の負荷心エコーについて，薬剤（ドブタミン）負荷と運動負荷の適応について述べる。

TAVI検討症例に対する負荷心エコーの位置づけ

ドブタミン（DOB）負荷心エコーは，『循環器超音波検査の適応と判読ガイドライン（2021年改訂版）』で左室駆出率（LVEF）の低下した低流量，低圧較差重症ASに対して，「偽性重症ASと真の重症ASの鑑別や収縮予備能評価のための低用量ドブタミン負荷心エコー図検査を考慮する」とされ，推奨クラスはⅡaとなっている[1]。

DOB負荷心エコーでは，DOBを5～20μg/kg/minで3分ごとに増量する。それによって血行動態は，左室圧（left ventricle）は上昇し，大動脈圧（aorta）は下降し，圧較差（transvalvular pressure gradient）は上昇する。さまざまな負荷心エコー検査の種類と適応を見ると，DOB負荷心エコーは前負荷は上昇，後負荷は下降，収縮力は上昇させる。一方で，エルゴメーターなどの運動負荷はすべて上昇し，ハンドグリップでは後負荷のみが上昇する（**図1**）。これらの負荷心エコーの特性を把握した上で，検査の適応を判断することが重要となる。

薬剤負荷心エコー

DOB負荷心エコーによる重症ASの鑑別は，最大20μg/mL/kgの低用量DOBでpeak velocity＞4m/s，またはmeanPG＞40mmHg，左室収縮予備能はstroke volume＞20%以上で真性となる。2003年に，左室収縮予備能が乏しい症例において外科的大動脈弁置換術（SAVR）後の予後不良との関連が報告されたことから[2]，その鑑別にDOB負荷心エコー検査が行われてきた。しかし，最近のデータでは左室収縮予備能の有無はASによる累積死亡率に影響を与えないとの報告があり[3]，DOB負荷心エコーの実施数は減少傾向にある。

〈症例提示〉

症例1は80歳代，男性。PCIおよび下肢の末梢血管形成術（EVT）の治療歴があり，COPD（GOLD 2）で近医に通院中だったが，下腿蜂窩織炎を機に労作時息切れを認めるようになり鬱血性心不全と診断された。心エコー検査で左室収縮予備能低下，大動脈弁開放不良を認め，TAVIも含め治療方針検討目的で当院に紹介となった。CLINICAL FRAILTY SCALE（CFS）は3で健康管理され自立しているが，胸部X線画像，CT，呼吸機能検査では軽度のCOPDがあり，呼吸機能は混合性で肺機能の低下

が認められた。心エコー検査では，左室拡張末期径（LVDd）/左室収縮末期径（LVDs）は62mm/52mmと拡大しており，LVEFは28%と低下していた。大動脈弁はARはmild，Vmaxは2.7m/sと低値で，GLSは−12.5%で内膜障害が認められた。三尖弁逆流（TR）はtrivial，三尖弁逆流圧較差（TRPG）は27mmHgであり，明らかな肺高血圧症（PH）はないと考えられた。当院では，多職種によるTAVIカンファレンスを行って適応の検討を行っているが，これらの検査結果を踏まえてDOB負荷心エコーによるAS重症度と収縮予備能の評価を行った。

DOB負荷心エコーでは，Vmax3.6m/s，stroke volume 44%，駆出率（EF）35%→52%となり，ASは中等度（偽性）と診断された（**図2**）。2回目のTAVIカンファレンスでは，左室収縮予備能低下の原因が問題となったが，CAGで虚血は否定されており，少なからずASが影響していると考えられた。今後，COPDの

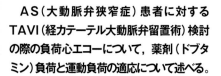

図1　負荷心エコーの種類・適応のイメージ

	薬物負荷	運動負荷				
	ドブタミン	エルゴメーター	トレッドミル	6分間歩行	下肢挙上	ハンドグリップ
前負荷	↑	↑	↑	↑	↑	
後負荷	↓	↑	↑	↑		↑
収縮力	↑	↑	↑	↑		
マンパワー	++	+++	+++	+	+	+
必要設備	+	+++	+++	+	+	+
撮像難易度	+	+++	+++	+++	+	+
高齢者制限	+	+++	+++	++	+	++
適応 弁膜症	◎（AS）	◎	△	△	△	◎（MR）
虚血	△	◎	◎	○	△	
心筋症	△	◎	◎	○	△	◎（HHD）
心不全	△	◎	◎	○	△	
PH	△	◎	◎	○	△	

〈0913-8919/23/¥300/論文/JCOPY〉

増悪に対する治療が必要になる可能性も考慮し，ASの解除を目的にTAVIを施行した。

TAVI後の2年間の経過では，Vmax（m/s）は2.7から1.9，左室についてもDd（mm）/Ds（mm）/EF（%）は62/52/28から49/33/63と正常化した（図3）。GLSのブルズアイでは一部に内膜障害が残っているが，−18.8%で正常化しており臨床的には問題ないと考えられる。

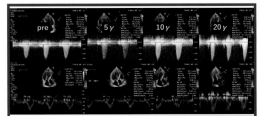

図2　症例1のDOB負荷心エコー

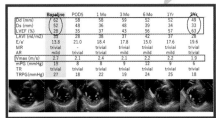

図3　症例1のTAVI後の心エコー検査の経過（2年間）

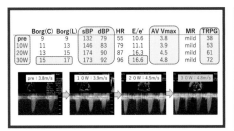

図4　症例2の運動負荷心エコー（2回目）

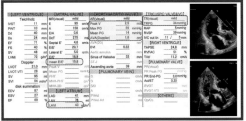

図5　症例2のTAVI 3か月後の経胸壁心エコー検査（労作時息切れは改善）

運動負荷心エコー

運動負荷心エコーの適応は，「無症候性重症ASまたは有症候性中等症ASにおける，負荷時の症状・血行動態把握のため」とされ推奨クラスはⅡaである[1]。エルゴメーターによる運動負荷心エコーの方法は，多段階法（3分間ごとに25W増加）で行う。通常は25Wからスタートするが，疾患やADLなどによって0W（空こぎ），10Wなどでの開始も考慮する。

〈症例提示〉

症例2は80歳代，男性。ASで近医に通院していたが労作時息切れとVmax上昇を認め当院に紹介となった。心エコー検査では，LVDd/LVDs/LVEFは43mm/26mm/65%と問題なく，ASのVmaxは3.7m/sと重症ではなく，僧帽弁逆流（MR）はやや多く，TRPGが36mmHgとPHの可能性が示唆された。

当院では，EFが保たれているが息切れがある症例（HFpEF）については，全例で「HFA-PEFF score」での評価を行っている。HFA-PEFF scoreは，欧州心臓病学会が作成したHFpEFの診断指標で，心エコーでの機能，形態の評価，バイオマーカーによる評価を行い，5ポイント以上でHFpEFと診断する。2〜4ポイントの場合，負荷心エコーを追加しTR velocityが3.4m/sを超えれば，Average E/e'の15以上と併せて3ポイントとなり合計5ポイントでHFpEFと診断される。

TAVIカンファレンスでは，Vmaxが3.7m/sあるにもかかわらず息切れが見られることから，息切れの精査を目的に運動負荷心エコー検査を実施した。負荷強度は30Wが限界だったが，TRPGが59mmHgまで上昇し運動誘発性PHと診断された。大動脈弁はVmax3.5m/sにとどまり，moderate ASと考えられる。負荷心エコーでE/e'が15.1となり6ポイントでHFpEFと診断された。最大の問題は血圧で，最高212mmHgまで上昇し何らかの治療介入が必要と考えられた。この結果を受け，2回目のTAVIカンファレンスではTAVI介入は時期尚早であり，血圧のコントロールのためカルシウム拮抗剤を追加して，息切れの改善を確認し外来での経過観察となった。

半年後，再び労作時息切れが出現し，フォローアップの超音波検査ではVmaxが4.1m/sと上昇したため，運動負荷心エコーの再検となった。結果を図4に示す。2回目では，30W負荷でTRPGが72mmHg，Vmax4.8m/s，E/e'が16.6となり，前回同様にHFpEFとの診断となった。血圧は最高173でコントロールされていた。TAVIカンファレンスでは，前回よりもVmaxが悪化し症候性severe ASと考えられ，TAVI施行方針となった。しかし，術後もHFpEFによる息切れは残存する可能性が考えられ，その点を含めて患者に説明の上，TAVIを施行した。

3か月後の外来の経胸壁心エコー検査では，労作時息切れは改善しており，AVについてはVmax2.5m/sと大きな問題はなかった。一方で，TRPGは34mmHg，E/e'も19.8，左房（LAVI）も大きくHFpEFは残っていた（図5）。しかし，これらは術前の想定の範囲内であり，TAVIの効果は出ておりASへの介入のタイミングはベストだったと考えている。

ASと心アミロイドーシス

ASの治療において，心アミロイドーシスの可能性は念頭に置くべきであり，心エコー検査においても全例でストレイン解析を行いGLSでapical sparingの確認は行っているが，それに加えてCTによるECV分画を行っている。遅延相の追加撮影を行うことで，「Ziostation2」（ザイオソフト社製）の「CT心筋ECV解析」によってECVの評価が容易に行えるため，こちらも可能なかぎり全例で実施している。

まとめ

高齢化に伴いTAVI症例も増加しているが，高齢のAS患者においては労作時息切れの背景には多くの疾患が合併していることが多い。運動負荷心エコー検査は，病態の把握に貢献でき，TAVI診療の質の向上に貢献できると考えている。

●参考文献
1) 日本循環器学会，他：2021年改訂版 循環器超音波検査の適応と判読ガイドライン. 2021.
2) Monin, J.L., et al., Circulation, 108（3）：319-324, 2003.
3) Ribeiro, H.B., et al., J. Am. Coll. Cardiol., 71（12）：1297-1308, 2018.

田中　旬　Tanaka Jun

1998年獨協医科大学卒業。国立循環器病研究センター（旧・国立循環器病センター），東京都健康長寿医療センターなどを経て，2018年より三井記念病院循環器内科医長。2019年同科長，2023年8月より臨床検査部部長（兼任）。

大動脈弁狭窄症の長期治療戦略

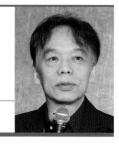

坂本 知浩 　済生会熊本病院心臓血管センター 循環器内科

人生100年時代を迎え，ASに対する治療戦略を十分に考慮する必要がある。特にTAVIの適応が若年化するに伴って，2回目，3回目を考慮した長期の治療戦略が求められている。本講演では，TAVIを施行するに当たり，術後20年のロードマップを策定するためのライフタイムマネジメント戦略について述べる。

済生会熊本病院での TAVIスクリーニング

当院では，2013年にカテーテル室に構築したハイブリッド手術室（HOR）でTAVIの治療をスタートした。その後，2018年に手術室内にもHORを構築し，現在は2部屋でTAVIを行っている。HORには，多軸透視・撮影システム「ARTIS pheno」（シーメンスヘルスケア社製）を導入し，ザイオソフトの「Ziostation2」を活用している。

当院のTAVI治療は紹介から1か月以内に施行することを原則としている。ASは非常に予後の悪い疾患で，これまでTAVI待機中に亡くなる事例も経験しており，できるだけ治療までの時間を短縮することを心掛けている。TAVI治療までの流れを**図1**に示す。TAVI施行日前30日以内に行う外来初診では，CT撮影を含めて1日でスクリーニングが終了するように設定している。6日前のTAVIカンファレンスでは診療放射線技師がZiostation2で作成した3D解析の結果を基に検討を行う。TAVI前日の拡大TAVIカンファレンスでは，TAVIを行う術者全員が参加して計測やプランの検討を行い最終的な治療方針を決定する。

当院では，Ziostation2に搭載されたTAVI治療のアプリケーションである「TAVR術前プランニング」を活用してプランニングを行っている。また，実際にTAVIを実施する際には，CTデータから

Ziostation2で作成したボリュームレンダリングの画像をX線透視画像上にフュージョンさせることで，大動脈壁に触れることなく安全にTAVIを実施することができている（**図2**）。Ziostation2で作成した画像をX線透視画像側にフュージョンさせることで，弁尖接合線の底（nadir）の位置や左右の冠動脈の位置を確認でき，造影をせずに術前のCT画像のみで位置合わせが可能である。バルーン拡張型の「サピエン3 Ultra RESILIA」（エドワーズライフサイエンス社製）では，人工弁の透明のバンドを目標に留置する「ルーセントラインテクニック」を用いるが，ルーセントラインと目標位置にラインを引いた画像を合わせることで目標位置に留置することができる。また，自己拡張型の人工弁でも，cusp overlap angleをあらかじめZiostation2で表示して確認することができ，留置の際の位置関係の把握に役立っている。

TAVI適応の拡大と若年化

日本人の平均寿命は男性81.80歳，女性87.70歳で，特に女性は世界で最も長生きする人類だと言える。今後のAS患者に対するTAVI治療も長寿社会に対応する必要がある。

TAVIが始まった当初は外科的大動脈弁置換術（SAVR）が困難か，高リスクの患者が対象だったが，2019年の米国心臓病学会（ACC）において発表された低リスク患者を対象にした2つのランダム

化比較試験（RCT）をきっかけに適応は大きく変化した。サピエンを用いたPARTNER3試験[1]，Evolut（日本メドトロニック社製）を用いたEvolut low risk試験[2]で，SAVRと比較して同等あるいは良好な結果が報告され，TAVIは中等度から低リスク症例まで，すべてのリスク症例でSAVRの成績を上回ることになった。2つのRCTの患者の年齢は，いずれも70歳代前半であり，これを受けて欧米ではTAVIの症例数が急増し，2019年にはすべてのSAVRの件数を上回った。

術後20年のロードマップのための選択

TAVIはすべてのリスク症例でSAVRの成績を上回っており，標準のAS治療であると言える。さらに，日本においては超高齢化という背景を含めて，その施行に当たっては，術後20年のロードマップをあらかじめ策定した上で進める必要がある時代となった。

TAVI弁も外科弁と同様に時間の経過と共に劣化する。人工弁を長期に機能させる上で必要なことは，①心内膜炎を予防すること，②広い有効弁口面積（effective orifice area：EOA）を確保することである。EOAの確保については，

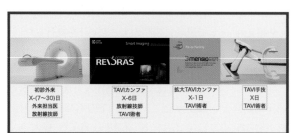

図1 済生会熊本病院のTAVIスクリーニングから治療までの流れ

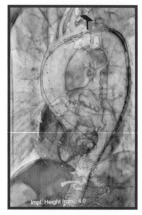

図2 Ziostation2によるTAVI治療支援

〈0913-8919/23/￥300/論文/JCOPY〉

自己拡張型のTAVI弁が有用と言われている。特に、supra-annularタイプの弁は、低リスク患者に対して行われたNOTION試験で8年経過しても低い圧較差が保たれていると報告されている[3]。現在、国内で使用できるsupra-annularタイプの自己拡張型はEvolutシリーズのみである。

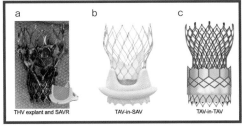

図3 2回の人工弁治療を考える際の基本技術

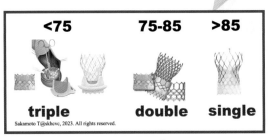

図4 世代別のライフタイムマネジメント戦略

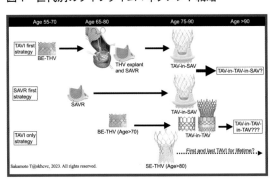

図5 デバイスを中心とした治療戦略

1. TAVIの長期治療戦略 〜2回の場合

こういった自己拡張型TAVI弁を使っても、予後が長期化し10年以上が経過すると2つ目の人工弁の留置を考える必要がある。その際の基本技術として、現在は、留置されたTAVI弁をexplant（抜去）して改めて外科手術（SAVR）を行う「THV explant and SAVR」（図3 a）、最初にSAVRを行い次にTAVIを行う「TAV-in-SAV」（b）、そしてTAVIにもう一度TAVIを行う「TAV-in-TAV」（c）である。

THV explant and SAVRは、TAVI弁のexplantが難しく、死亡率もTAV-in-TAVと比較して2倍[4]、あるいは3倍[5]という報告がある。TAVI弁の抜去が難しいことを考慮するとTAV-in-TAVが選択肢となる。当院では2014年に初回のTAVIを行った症例で、6年後に圧較差やBNPの上昇を認め、息苦しさを訴えるようになったことで、保険適用前だったがTAV-in-TAVを施行した症例を経験した。術後は症状が軽快し、この治療法の可能性を強く実感した。TAV-in-TAVについては、国内ではサピエン3のみが保険適用（2023年4月）になっている。

2. TAVIの長期治療戦略〜3回の場合

低リスク症例に拡大し若年化するAS治療の長期戦略として、「二度あることは三度ある」ことを考えると3回目の可能性を考慮する必要がある。3回目を視野に入れた治療戦略としては、最初に外科治療を行う「SAVR-TAVR-TAVR」、TAVI後にexplantして外科治療を挟み3回目にTAVIを行うサンドイッチストラテジーの「TAVR-SAVR-TAVR」、3回ともTAVIを行う「TAVR-TAVR-TAVR」が挙げられる。2021年の論文

では、サンドイッチストラテジーが一番ベネフィットが高いと述べられている[6]。

TAVIのexplantは、海外の報告では死亡率が20%に及ぶとされているが、患者背景を見ると心内膜炎など重症で緊急度の高い病態が多く、生体弁機能不全（BVF）で行われているのは1割程度であり、explantの予後については注意深い検討が必要だと考える。しかし、TAVI弁のexplantは難易度の高い手術であることには変わりはなく、複数回の治療を考慮した場合には、最初のTAVI治療の際に自己拡張型ではなく、よりexplantが容易なバルーン拡張型の弁を選択することも必要だと思われる。

世代別のライフタイムマネジメント戦略

重症ASの長期の治療戦略は、世代別にライフタイムマネジメント戦略を考えることが必要である（図4）。85歳以上は「シングル」ストラテジーで1個のTAVI弁で生涯を終えていただく。それよりも若い75歳から85歳では、「ダブル」ストラテジーでTAV-in-TAVを適応する。現在、国内では「サピエン-in-サピエン」しか選択肢がないが、今後より広い弁口面積が確保できるTAVI弁が保険適用されることを期待している。そして、さらに若年の75歳以下では、「トリプル」ストラテジーが考えられる。最初の治療はバルーン拡張型のTAVI弁で行う。TAVI弁が劣化してexplantが必要になっても、前述のとおり自己拡張型に比べて抜去が容易である。抜去後には外科弁を留置し、これが劣化した場合にはTAV-in-SAVを行うという戦略である。

また、世代別ではなくデバイス中心の戦略も考えられる（図5）。「TAVI first

strategy」「SAVR first strategy」「TAVI only strategy」である。TAVI only strategyでは、今後のTAVI弁の長期成績次第では「TAV-in-TAV-in-TAV」や、自己拡張型のTAVI弁で生涯1個の人工弁ですむことも期待できる。

まとめ

人生100年時代を迎え、われわれはASの治療戦略を十分に練っておく必要がある。若年者にTAVIを選択する場合、生涯で3回から4回の治療が想定される。しかしながら、現時点では若年者を対象としたRCTは存在せず、個々の患者の人生観やライフスタイルに応じたテーラーメードのAS治療を準備する必要があると言える。

●参考文献
1) Mack, M.J., et al., *N. Engl. J. Med.*, 380 : 1695-1705, 2019.
2) Popma, J.J., et al., *N. Engl. J. Med.*, 380 : 1706-1715, 2019.
3) Jørgensen, T.H., et al., *Eur. Heart J.*, 42（30）: 2912-2919, 2021.
4) Percy, E.D., et al., *JACC Cardiovasc. Interv.*, 14（15）: 1717-1726, 2021.
5) Tang, G.H.L., *JACC Cardiovasc. Interv.*, 16（8）: 927-941, 2023.
6) Yerasi, C., et al., *JACC Cardiovasc. Interv.*, 14（11）: 1169-1180. 2021.

坂本 知浩 Sakamoto Tomohiro

1987年熊本大学医学部卒業。2001年熊本大学医学部附属病院循環器内科講師。2006年済生会熊本病院心臓血管センター循環器内科医長。2015年同部長。2021年から済生会熊本病院副院長。

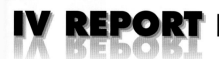

キヤノンメディカルシステムズ，「Global Standard CT Symposium 2023 Web Live Seminar」を開催

キヤノンメディカルシステムズ（株）は2023年8月19日（土），「Global Standard CT Symposium 2023 Web Live Seminar」を開催した。12回目となる今回は，「CT画像診断の次世代スタンダードを作る」をテーマに，2セッション・7講演が行われた。

開会の挨拶で，同社代表取締役社長の瀧口登志夫氏は，deep learning reconstruction（DLR）「Advanced intelligent Clear-IQ Engine（AiCE）」の普及状況や，deep learningを応用した超解像再構成「Precise IQ Engine（PIQE）」の開発状況などを報告。さらに，フォトンカウンティングCTの開発状況などにも言及し，早期実用化により画像診断技術のさらなる発展に寄与していきたいと述べた。

セッション1「高精細イメージング・超解像ADCT」では，石川浩志氏（新潟大学大学院）が座長を務め，4名の演者が講演した。はじめに，茅野伸吾氏（東北大学病院）が，「高精細CTによる中枢神経領域の実力と臨床的エビデンス」と題して講演した。同社の高精細CT「Aquilion Precision」を用いることで，ステント内再狭窄や穿通枝などの微小血管を従来CTよりも詳細に評価可能であることが示唆された。梁川雅弘氏（大阪大学大学院）は，「高精細CTで読み解く肺の画像：定性解析からAIを

含めた定量解析まで」と題して，肺野領域におけるAquilion Precisionの有用性を報告した。肺の微細な構造物を詳細に視認可能となるほか，さまざま計測値の正確性が向上し，定量解析における診断能の向上にも有用であると述べた。高橋茂清氏（中部国際医療センター）は，「循環器内科医が求める高精細・PIQEイメージング～世界初のキヤノンADCT臨床応用からの15年間～」と題して，Aquilion PrecisionとPIQEの有用性を報告した。Area Detector CTの画像にPIQEを適用することで，冠動脈ステントのストラットや内腔の描出能が向上するほか，被ばく線量や造影剤量の低減も可能になると述べた。本セッションの最後は，中村優子氏（広島大学大学院）が，「究極のCT画像へ：腹部領域における超解像Deep Learning Reconstructionの可能性」と題して，DLRであるAiCEやPIQEの腹部領域における有用性を述べた。なかでも，PIQEを用いることで，腹部領域においても高分解能かつ低ノイズな画像の取得が可能になるとし，さらなる画質向上への期待を示した。

セッション2「次世代CTの可能性と今後」では，粟井和夫氏（広島大学大学院）が座長を務め，3名の演者が講演した。はじめに，岩澤多恵氏（神奈川県立循環器呼吸器病センター）が，「AI技術

オンライン開催された「Global Standard CT Symposium 2023 Web Live Seminar」

による胸部領域の新たな画像診断」と題して報告した。PIQEを用いることで，末梢気管支や小葉内の微細な線維化の分布などが明瞭となるほか，定量解析においても，より正確な評価が可能となることを示した。陣崎雅弘氏（慶應義塾大学）は，「320列立位CTによる機能性疾患の可視化～健康長寿の時代に向けて～」と題して講演した。立位CTの特徴として，空間分解能やノイズ特性，撮影時間は通常の320列CTと同等であることに加え，設置面積が小さく，ワークフローに優れていると紹介した。さらに，立位CTは機能性疾患の評価や早期診断に有用であるとし，多数の症例を供覧した。最後に，小林達伺氏（国立がん研究センター東病院）は，「国産初のフォトンカウンティング検出器搭載型X線CTの最新状況」を報告した。フォトンカウティングCTでは，高分解能化や線量効率の向上が見込まれること，また，物質弁別においては，造影剤量の低減や新しい造影剤などのアプローチが可能になることが期待できると述べた。その上で，臨床機での画像を多数提示し，高精細画像とスペクトラル解析が同一検査内で可能となるほか，高精細画像ではAquilion Precisionと同等の画質が得られているとまとめた。

瀧口登志夫 氏（代表取締役社長）

セッション1「高精細イメージング・超解像ADCT」

座長：石川浩志 氏（新潟大学大学院）

茅野伸吾 氏（東北大学病院）

梁川雅弘 氏（大阪大学大学院）

髙橋茂清 氏（中部国際医療センター）

中村優子 氏（広島大学大学院）

セッション2「次世代CTの可能性と今後」

座長：粟井和夫 氏（広島大学大学院）

岩澤多恵 氏（神奈川県立循環器呼吸器病センター）

陣崎雅弘 氏（慶應義塾大学）

小林達伺 氏（国立がん研究センター東病院）

問い合わせ先

キヤノンメディカルシステムズ株式会社
GSS2023事務局
E-mail cmsc-ctei_act@medical.canon

第5回 X線動態画像セミナー

日　　時：2023年6月17日（土）
　　　　　13：00〜17：00
開催形式：Webinar（WEB配信）

CONTENTS

〈0913-8919/23/￥300/論文/JCOPY〉

Overview

コニカミノルタ（株）は2023年6月17日（土），第5回X線動態画像セミナーをオンラインで開催した。X線動態画像は，同社が開発したデジタルX線動態撮影システム（Dynamic Digital Radiography：DDR）で得られる動画像。診断用X線撮影装置「RADspeed Pro」〔（株）島津製作所〕や2022年3月発売のコニカミノルタ社製回診用X線撮影装置「AeroDR TX m01」とカセッテ型デジタルX線撮影装置「AeroDR fine motion」を組み合わせて動画像を撮影し，X線動画解析ワークステーション「KINOSIS」で解析処理を行うことで，動きの可視化や定量化，動きに伴う信号値変化の抽出などが可能になる。

セミナーでは，コニカミノルタの小林一博氏（ヘルスケア事業本部長）の挨拶と原田真衣氏（ヘルスケア事業本部モダリティ事業部）のメーカー講演に続き，テーマごとの講演などが行われた。

第1部：特別講演

第1部では，山﨑誘三氏（九州大学大学院医学研究院臨床放射線科学分野）が「Dynamic chest radiography for pulmonary vascular diseases：clinical applications and correlation with other imaging modalities」と題して特別講演を行った。座長は，近藤晴彦氏（杏林大学医学部付属病院病院長）が務めた。山﨑氏は，第108回北米放射線学会（RSNA 2022）でCum Laudeを受賞しており，その発表内容を基に解説した。

第2部：研究報告

続いて，第2部の研究報告が行われた。座長は高瀬　圭氏（東北大学大学院医学系研究科放射線診断学分野教授）が務めた。最初に，昆　祐理氏（聖マリアンナ医科大学救急医学／救命救急センター救急放射線部門）が「救急診療における動態ポータブルX線検査利用の実際」と題して講演した。昆氏は，救急集中治療領域では検査のための移動はリスクが高く，ベッドサイドで行えるポータ

ブルDDRは大変有用であると述べた。次に，平岩宏章氏（名古屋大学大学院医学系研究科循環器内科学）が「X線動態画像を用いた心不全患者の心機能および血行動態評価の試み」と題して講演した。平岩氏は，心不全患者の心機能および血行動態の評価においてDDRの有用性が示されたことを報告した。第2部の最後に，英国での臨床応用について，Thomas Simon FitzMaurice氏（Specialty Registrar in Respiratory Medicine, Liverpool Heart and Chest Hospital）による「Implementation of dynamic digital radiography in research and clinical practice：a UK perspective」と題した講演の収録動画が供覧され，同氏が所属するLiverpool Heart and Chest Hospitalでは，DDRの標準作業手順書（SOP）を作成して画像診断ワークフローに組み込んだことで，地域の臨床医からの依頼が増加したことなどが紹介された。

第3部：臨床報告

第3部では，黒﨑敦子氏（公益財団法人結核予防会複十字病院放射線診療部部長）が座長を務め，臨床報告が行われた。最初に，内田真介氏（順天堂大学医学部附属順天堂医院呼吸器外科）が「いかに動態撮影を実臨床へ応用するか～胸部外科診療の現場から～」と題して報告し，DDRは胸膜癒着などの動的な評価に加え肺血流評価が可能であり，肺塞栓の低侵襲な評価法の一つとして期待できるとした。続いて，藤枝市立総合病院での動態撮影の応用について，同院の大川剛史氏（同院診療技術部放射線科）が同席し，3演題の報告が行われた。まず，江間俊哉氏（同院呼吸器外科）が登壇し，「呼吸器外科領域における胸部動態撮影の使用経験～術前癒着予測と腫瘍部位鑑別への応用～」と題して講演した。江間氏は，DDRにより得られた患側横隔膜移動量の低下という計測値も胸膜癒着予測の一助となる可能性が示唆されたことを紹介した。

次に，「手関節疾患におけるX線動態撮影の臨床応用」と題して，鈴木重哉氏（同院整形外科）が手関節痛検査へのDDRを基に治療方針を決定し，良好な術後経過が得られた症例を紹介した。最後に，「当院における手関節X線動態撮影法」と題して佐藤恵梨子氏（同院診療技術部放射線科）が報告し，整形外科領域でのDDRの撮影条件の検討を行ったことなどを紹介した。

第4部：総括と総評

以上の講演に続き，第4部の総括が行われた。長谷部光泉氏（東海大学医学部医学科専門診療学系画像診断学領域教授）が座長を務め，第3部までの座長を務めた3氏に加え，工藤翔二氏（公益財団法人結核予防会代表理事），井上義一氏（一般財団法人大阪府結核予防会大阪複十字病院顧問），權　寧博氏（日本大学医学部内科学系呼吸器内科学分野教授），田中利恵氏（金沢大学医薬保健研究域保健学系准教授），由地良太郎氏（東海大学医学部付属八王子病院診療技術部放射線技術科）が登壇した。今回のセミナーでは海外でのDDRの広がりを示す報告が行われたことを受け，高瀬氏はDDRのより大きな可能性が示されたと評価した。また，近藤氏は，ポータブル撮影症例のフィードバックによるピットフォール解消などに期待を示した。さらに，今回初めて整形外科領域の具体的な臨床報告が行われたが，黒﨑氏は，自身も監修を務めるDDRのデジタル症例集「DDRAtlas」で同領域の症例も蓄積していきたいと述べた。また，權氏は第2部で平岩氏が示したように，DDRがより簡便な検査法として臨床応用されることへの期待を示した。一方，診療放射線技師の立場から，由地氏は被ばく線量と再現性のバランスなども考慮した撮影手順の標準化の必要性を指摘したほか，田中氏はDDRに関する情報を発信・共有するユーザー会について紹介した。

最後に，井上氏と工藤氏が総評を述べ，セミナーを締めくくった。

〈0913-8919/23/¥300/論文/JCOPY〉

Dynamic chest radiography for pulmonary vascular diseases : clinical applications and correlation with other imaging modalities

山崎　誘三　九州大学大学院医学研究院臨床放射線科学分野

胸部X線動態撮影（DCR）は，FPDを用いて撮影した肺の機能画像であり，大視野FPDの登場や検出器の感度向上，コンピュータ解析や画像処理などの技術の進化に伴い可能となった。演者は，2022年の北米放射線学会の教育展示において，DCRをテーマとした演題を発表し，Cum Laudeを受賞した。本講演では，その受賞演題の概要を報告する。

DCRによる肺血流評価

DCRは，パルスX線発生装置とFPDを用いて，連続した胸部X線画像で構成されるX線動態画像を生成する技術である。一般撮影室で撮影ができ，取得した連続画像をX線動画解析ワークステーション「KINOSIS」で解析することで，肺血流画像（灌流画像）を作成できる。また，呼吸をしながら撮影することで換気画像の作成も可能である。以下では特に，肺血流画像について紹介する。

肺血流を評価可能なモダリティには，CT肺血管造影や肺血流シンチグラフィ，MRA，血管造影検査などがあるが，DCRはこれらと比較して侵襲性が低く，禁忌がないことに加え，短時間，低コスト，低被ばくで施行できるのが大きな利点である。また，DCRは臥位，立位のいずれでも撮影可能であり，特に立位では，ほかの画像診断では得られない生理的な情報の取得が可能となる。

DCRによって得られる肺血流画像には，cross-correlation method（KINOSISの「PH1-MODE」）とreference frame subtraction method（KINOSISの「PH2-MODE」）の2種類がある。後者では肺血流シンチグラフィと同様に局所的な肺血流を半定量的に評価できる。

DCRによる肺血流評価に当たり，われわれは胸部単純

X線写真を読影後に肺血流画像を読影し，肺血流画像のみで異常を認めた場合に血流異常と評価している。肺血流画像では，無気肺や胸水などを血流欠損と見誤る可能性があるため，必ず単純X線写真と併せて評価することが重要である。

症例提示

・症例1（急性肺血栓塞栓症）：急性肺血栓塞栓症では，ヨードマップや肺血流シンチグラフィと同様に，DCRでも楔形の欠損を認める[1]（図1）。造影剤が禁忌の症例や，ほかのモダリティを使用できない夜間などに，非侵襲的かつ簡便に施行可能なDCRが有効な可能性がある。

・症例2（慢性血栓塞栓性肺高血圧症：CTEPH）：肺高血圧症は5群に分類できるが，CTEPHなどの血流障害による肺高血圧症だけは，ほかの群と異なり，画像診断にて両肺に多数の楔形の欠損を認める。肺高血圧症疑い症例において，CTEPHの除外診断には肺換気／血流（V/Q）シンチグラフィが推奨されているが，DCRで代替できると考え，当院にて検討を行った[2]。CTEPHとnon CTEPHの鑑別の感度・特異度・精度は，V/Qシンチグラフィが100％・86％・94％，DCRが97％・86％・92％であり，DCRはV/Qシンチグラフィとほぼ同等の診断能があった。CTEPHの術後評価においても，DCRを用いることで血流の回復などを評価可能である[3]（図2）。

・症例3（肺高血圧症）：DCRにて立位と

臥位の撮影を行い比較することで，血流分布の変化を評価可能である。コントロール群では立位から臥位への移行により，上肺野では血流が増加し，下肺野では血流が減少する。一方，肺高血圧症では上肺野では血流が減少し，下肺野では血流が増加するといった差異が見られた。

・症例4（左肺動脈狭窄のステント留置後症例）：成人先天性心疾患では肺動脈狭窄を来すことがあるため，MRIや肺血流シンチグラフィにて左右の肺血流分布の異常などを評価するが，DCRでも評価可能である。症例4は左肺動脈狭窄のステント留置後症例であるが，DCRでの定量評価によって術後に血流が改善していることを確認できる[4]。

まとめ

DCRは，CT肺血管造影や肺血流シンチグラフィ，血管造影検査と類似した画像が得られるため，今後，さまざまな肺血流疾患への応用が広がることが期待される。

●参考文献
1) Yamasaki, Y., et al.: *Radiol. Cardiothorac. Imaging*, 4 (4): e220086, 2022.
2) Yamasaki, Y., et al.: *Radiology*, 306 (3): e220908, 2023.
3) Yamasaki, Y., et al.: Evaluation of Lung Perfusion by Dynamic Chest Radiography in Chronic Thromboembolic Pulmonary Hypertension: Comparison with Lung Perfusion Scintigraphy. Japan Radiology Congress. Tokyo. 2021 Apr.
4) 豊村大亮：新しい画像診断技術のデジタルX線動画撮影（DDR）はファロー四徴症術後の肺動脈狭窄のスクリーニング検査として有用である．第58回日本小児循環器学会総会・学術集会，2022.

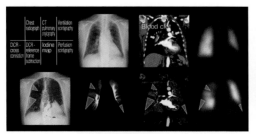

図1　症例1：急性肺血栓塞栓症
（参考文献1）より引用転載）

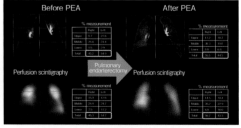

図2　症例2：慢性血栓塞栓性肺高血圧症
（参考文献3）より引用転載）

救急診療における動態ポータブルX線検査利用の実際

昆　祐理　聖マリアンナ医科大学救急医学/救命救急センター救急放射線部門

胸部X線動態撮影（DCR）が可能となったことで，従来は静止画であった単純X線写真を動画として表示可能となった。また，X線動画解析ワークステーション「KINOSIS」を用いて，さまざまな解析が可能となっている。さらに，近年ではポータブルX線撮影装置を用いてベッドサイドでDCRが可能となり，救急集中治療領域での利用の広がりが期待されている。本講演では，救急診療におけるポータブルX線撮影装置を用いたDCRの使用経験を報告する。

症例提示

症例1は，新型コロナウイルス肺炎による急性呼吸窮迫症候群の症例である。来院時の単純X線写真とCT画像にて広範囲なすりガラス陰影が見られ，気管挿管後も呼吸状態が急激に悪化していた。動態画像では肺の動きを認めるものの，呼吸に伴う肺野内濃度変化を可視化するPL-MODEにて，両側の中肺野や右の下肺野内側の信号変化が乏しいことが確認できたため，腹臥位療法を施行した。腹臥位療法後には，肺野の比較的末梢まで信号値の広がりが確認でき，血液ガ

ス（pCO_2）の値も改善していた（図1）。このように，DCRとKINOSISでの解析によって病態を明らかにできれば，重症呼吸不全に対する換気療法の大きな指標になると思われる。

症例2は，肺炎による重症敗血症の症例で，心収縮をほぼ認めないため，体外式膜型人工肺（ECMO）のうち心機能を補助するVA-ECMOを装着した。第1病日と，VA-ECMOを離脱した第6病日の動態画像にて心臓ROIの信号値変化を比較したところ，第6病日の方が変化が大きくなっており，心拍数とも一致していた（図2）。心臓の信号値変化が心機能の指標となることが期待できる。また，本症例は重症肺炎のため，VA-ECMO後に肺機能を補助するVV-ECMOを装着した。DCRのPL-MODEの画像では，左肺野の信号値の低下を認め（図3），左側を中心に呼吸療法を継続した。PL-MODEは，肺の局所的な換気分布を画像化する電気インピーダンス・トモグラフィ（EIT）を代替し，VV-ECMO中や人工呼吸療法による換気の適正化に寄与する可能性がある。

症例3は，肺塞栓症（PE）の症例で，息止めにてDCRを行った。肺野内血流量を

可視化するPH2-MODEでは，右の中下肺野や左の下肺野に信号の欠損を認めた（図4）。PEの診断において，息止めDCRにおけるPH2-MODEの有用性は，すでに論文で報告されている[1]。また，PH2-MODEはPEの否定にも有用であることから，救急場面でのPEのルールアウトなどに適用できる可能性がある。このほか，一般撮影では評価困難なWestermark's signが自由呼吸下でのDCRやKINOSISでの解析画像により明瞭化できることから，状態が悪く息止めできないような患者においてもPEの除外/検出ができる可能性がある。

症例4は，高度な肺気腫の症例である。肺気腫では，肺野が過膨張となり動きが乏しいためPL-MODEにて信号値が低下する。また，PH2-MODEでは肺気腫による末梢血管狭小化による変化を抽出しているため信号値が低下する（図5）。PEとの鑑別に当たっては，血管支配に一致しない信号値の低下が見られる場合は肺気腫と判断できるが，病歴や心エコーの所見などを複合的に評価することが求められる。

まとめ

救急集中治療領域において，検査のために重症患者を移動させることは危険を伴い，非常に大きなリスクとなる。ポータブルX線撮影装置でのDCRは，形態学的な評価はもとより，動きを見ることで機能的な評価がベッドサイドで可能であり，今後，非常に重要な検査ツールになっていくと思われる。

●参考文献
1）Miyatake, H., et al.: *Circ. J.*, 85（4）: 400, 2021.

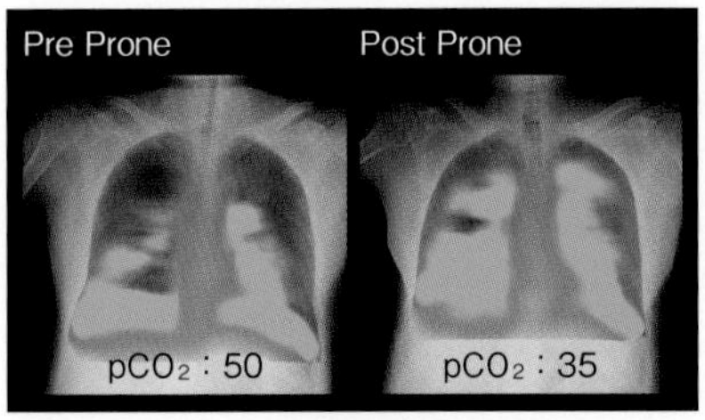

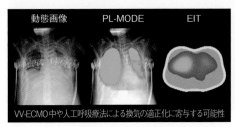

図1　症例1：急性呼吸窮迫症候群

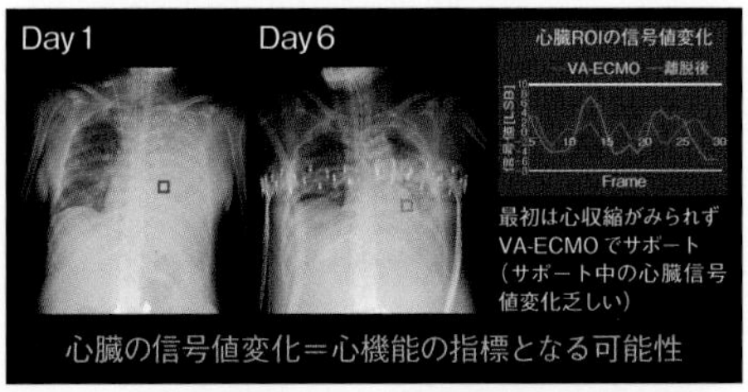

図2　症例2：肺炎による重症敗血症症例の心臓ROIの信号値変化

図3　症例2：VV-ECMO中のPL-MODEの画像

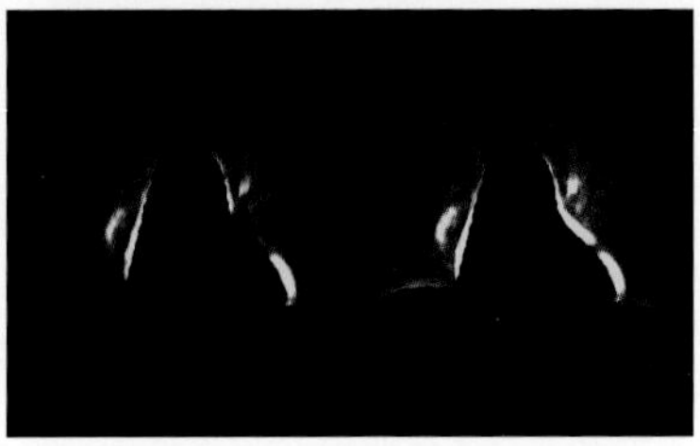

図4　症例3：肺塞栓症

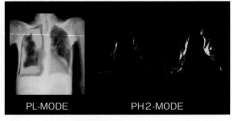

図5　症例4：肺気腫

〈0913-8919/23/¥300/論文/JCOPY〉

X線動態画像を用いた心不全患者の心機能および血行動態評価の試み

平岩　宏章　名古屋大学大学院医学系研究科循環器内科学

　心不全患者において，正確な心機能および血行動態評価を行うためには，侵襲的な右心カテーテル検査（RHC）が必要である。一方，近年，低侵襲かつリアルタイムに肺換気や肺血流を評価可能なモダリティとして，胸部X線動態撮影（DCR）が活用されるようになってきた。DCRが心不全患者における新しい低侵襲な血行動態評価法になることが期待されるものの，これまで，心不全患者に対してDCRを用いた研究は行われていなかった。そこで，われわれは，RHCで測定した血行動態パラメータと，DCRで測定した画像パラメータとの相関性を検証し，DCRが心不全患者における新しい血行動態評価法になるか，検討を行った[1]。

DCRによる血行動態評価の検討[1]

1. 目的と方法

　心不全患者において，DCRを用いてRHCに基づく血行動態パラメータを推定できるか検討した。血行動態の安定している心不全患者20名に対し，RHCとDCRを同日に施行した。DCRは立位と臥位で撮影し，ペースメーカや植込み型除細動器などの留置例や息止め困難な患者は除外した。

　DCRは既存の一般撮影装置を使用できるため汎用性が高く，低コストである。15fpsの連続撮影を行い，1回の撮影には7秒間の息止めを要する。撮影1回あたりの平均被ばく線量は約0.8mGyと，胸部正面および側面の単純X線撮影の合計線量よりも低線量で施行できる。

　今回の検討では，大動脈弓部，右肺動脈主幹部，左肺動脈主幹部，右房および左室心尖部の5か所にROIを設定し，ピクセル値の変化を測定した（図1）。各ROIの平均ピクセル値を全フレームにおいて測定し，波形からピクセル値の最大値と最小値の差が小さくなる3秒間のフレーム間隔を選択した。また，ピクセル値変化量と最大ピクセル値の比をピク

セル値変化率と定義し算出した。

2. 患者背景

　年齢の中央値は67歳で，20名中17名が男性であった。患者の多くはNYHA心機能分類ⅠもしくはⅡで，心不全の原因のうち30％は虚血性心筋症であり，半数以上の症例で心不全治療の基本薬が導入されていた。心不全のバイオマーカーである脳性ナトリウム利尿ペプチドの中央値は209.9pg/mLであった。心エコー検査では，左室駆出率の中央値が38％と低値であり，RHCでは平均右房圧：6mmHg，平均肺動脈楔入圧：14mmHg，心係数2.36L/min/m²であった。

3. 結　果

　5か所のROIに対し，立位におけるピクセル値と血行動態パラメータとの相関を見ると，心尖部ROIにおけるピクセル値変化率は血行動態パラメータと正もしくは負の有意な相関を認めた。臥位においても同様の傾向を認め，立位と比較してより強く相関していた。図2に，臥位における相関図を示す。

　ROC解析の結果，心尖部ROIにおけるピクセル値変化率のカットオフ値を10.6％として，低心拍出の心不全患者を同定できることが示された（AUC0.792，感度0.875，特異度0.667，P＝0.031）。

　図3 上段に心拍出が保たれている心不全患者のDCR画像，下段に低心拍出の心

不全患者のDCR画像を示す。

4. 考　察

　心尖部ROIにおけるピクセル値の変化率が心拍出量を反映したメカニズムについて考察した。心尖部はほかの部位のROIと比較して周辺構造物との重なりが少なく，その影響を受けにくい可能性があることが推察された。結果として，心尖部ROIにおけるピクセル値変化率は，血液量の時間的変化（心拍出量）を反映した可能性があると考えられた。

5. 結　語

　DCRはRHCよりも簡便で低侵襲であり，心不全における心機能および血行動態の評価において有用である可能性がある。

まとめ

　DCRは，心機能および血行動態を総合的に評価できる新たな画像モダリティとして，さらなる発展が期待される。DCRを用いた汎用性のある血行動態予測モデルや予後予測モデルの構築など，心不全診療に役立つ臨床応用をめざしていきたい。

●参考文献
1) Hiraiwa, H., et al.: *Eur. J. Radiol.*, 161 : 110729, 2023.

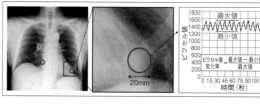

図1　DCR画像におけるROIの位置とピクセル値の波形

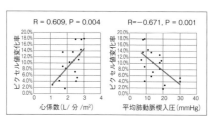

図2　心尖部ROIにおけるピクセル値変化率と血行動態パラメータの相関（臥位）

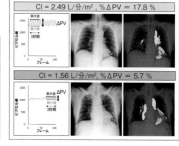

図3　心尖部ROIにおけるピクセル値変化率を用いた低心拍出患者の同定

Implementation of dynamic digital radiography in research and clinical practice : a UK perspective

Thomas Simon FitzMaurice　Specialty Registrar in Respiratory Medicine, Liverpool Heart and Chest Hospital

英国リバプールに位置する当院でX線動態撮影（DDR）を導入して約4年が経過した。本講演では，当院でのDDRの導入経緯や臨床応用の拡大に向けた臨床研究の取り組みについて紹介する。

DDRの臨床ワークフローへの導入

当院では，天井走行式X線撮影装置を用いて撮影を行っている。DDRは汎用性が高く，当院では主に横隔神経麻痺や機能障害の診断・評価などに使用している（図1）。DDRは横隔膜の動きをグラフ化し，障害の程度を数値化することが可能である。また，透視と比較して低被ばくであることに加え，迅速かつ実臨床に即した撮影が可能であり[1]，新型コロナウイルス感染症の後遺症疑い患者では肋間に排液チューブをつなげたまま撮影できた[2]。

われわれは，DDRによる症例を院内の放射線科ならびに呼吸器科のミーティングで報告し，横隔神経麻痺の評価における標準作業手順書（SOP）を作成した。SOPはPACSや画像診断ワークフローと連動可能で，DDRを臨床ワークフローに容易に組み込むことができ，臨床医からのDDRの依頼も増加している。

DDRの領域拡大をめざした臨床研究

当院では，横隔神経麻痺以外の疾患などへのDDR応用を目的に，臨床研究に取り組んでいる[3]。そのうちの一つが囊胞性線維症（cystic fibrosis）に対する検討である。囊胞性線維症は多くの場合，胸部症状が悪化して肺機能が低下するが，スパイロメトリーなどの通常の検査では測定が難しく，実際の生理的変化が反映されない懸念がある。増悪に対する治療前後の肺機能の変化をDDRで測定した結果，肺機能改善が認められ，深呼吸時の横隔膜の収縮幅の拡大や呼気終末の肺野面積（projected lung areas：PLA）の減少などが確認できた[4]。気管支拡張症を伴う症例への囊胞性線維症膜コンダクタンス制御因子（CFTR）調節薬による治療後も同様の結果が得られ，DDRにより炎症の軽減や肺の生理機能の回復効果の測定が可能なことが示された[5]。また，体格指数（BMI）と完全吸気時／呼気終末時のPLAの変化の関連も示唆された。

さらに，異なる呼吸位相でのPLAをDDRで測定し，肺容積やプレチスモグラフィによる測定値との相関についても検証した。囊胞性線維症患者20例を対象とした検討では，DDRによるPLA測定値とプレチスモグラフィによる全肺気量（TLC）や残気量（RV），最大吸気量（IC），機能的残気量（FRC）などの測定値の間に有意な相関が見られた[6]（図2）。

内視鏡的肺容量減少術（BLVR）などの評価でも検討を行っており，DDRにより呼気時のPLAの減少や横隔膜の位置が視覚化され，胸腔の動きの改善が確認できた[7]。これらの計測値は予後予測に有用であり，DDRは費用や迅速性でもメリットがあることから，プレチスモグラフィやCTの代替手法になり得ると思われる。また，DDRによる気道の側面像は気道虚脱（large airway collapse）も可視化し，CT撮影や気管支鏡による侵襲的な処置が不要になる可能性も示唆される[8]。

まとめ

DDRは，横隔膜移動や換気，灌流評価などの多くの指標による機能的，生理学的な評価が可能である。従来手法との比較や健常者のデータの少なさといった課題はあるが，さらなる実用化に向けた検証に取り組んでいきたい。特に救急・集中治療などの急性期では，DDRは簡便性や適用範囲の広さなどの面で有用で，ワークフローの効率化につながる可能性がある。DDRの臨床応用の推進に向け，より大規模で多様な患者コホートの実施や基準値の設定，学会誌などでの発表が必要である。

●参考文献
1) FitzMaurice, T.S., et al.: *ERJ Open Res.*, 8 (1): 00343-2021, 2022.
2) FitzMaurice, T.S., et al.: *BMJ Case Rep.*, 14 (6): e243115, 2021.
3) FitzMaurice, T.S., et al.: *BMJ Open Respir. Res.*, 7 (1): e000569, 2020.
4) Simon, T., et al.: *Radiology*, 303 (3): 675-681, 2022.
5) FitzMaurice, T.S., et al.: *J. Cyst. Fibros.*, 21 (6): 1036-1041, 2022.
6) FitzMaurice, T.S., et al.: *BMJ Open Respir. Res.*, 10: e001309, 2023.
7) FitzMaurice, T.S., et al.: *Eur. Respir. J.*, 56: 3362, 2020.
8) Fyles, F., et al.: *Am. J. Respir. Crit. Care Med.*, 207 (4): 485-486, 2022.

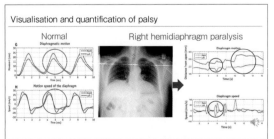

図1　DDRを用いた横隔神経麻痺や機能障害の評価（参考文献1より引用）

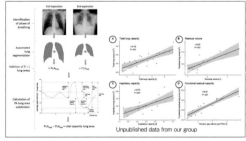

図2　DDRによるPLA測定値とプレチスモグラフィによる測定値の比較（参考文献6より引用）

〈0913-8919/23/￥300/論文/JCOPY〉

いかに動態撮影を実臨床へ応用するか
～胸部外科診療の現場から～

内田 真介 順天堂大学医学部附属順天堂医院呼吸器外科

胸部単純X線写真は，呼吸器外科診療において必須の検査であるが，さらに胸部X線動態撮影（以下，動態撮影）によって呼吸に伴う病変の動きを見ることで，腫瘍の評価に役立つ。また，静止画では最大吸気相および呼気相などから得られる情報に限りがあるが，動態撮影では呼吸サイクルの動的イメージを取得できるほか，立位・座位・臥位など自由な体位で撮影可能である。被ばく線量も，胸部単純X線撮影の正面／側面の合計1.9mGyに対し，動態撮影は約1.7mGyと少ないという特長がある。さらに，動態撮影は肺血流評価において，造影CTや肺血流シンチグラフィと良好な相関を示すとの報告もある。本講演では，これらを踏まえ，動態撮影技術の胸部外科領域への臨床応用について考察する。

呼吸器外科における動態撮影の臨床応用

当院では2022年に動態撮影を導入し，主に胸膜癒着の評価や腫瘍浸潤の質的評価，手術前後の横隔膜運動の定量化ならびに経時的な変化の評価，術後肺血管血流の描出による肺塞栓の検証に活用している。以下に，実際の症例を提示する。

1. 胸膜癒着の評価

症例1は，胸腔内全面癒着症例である。

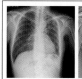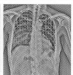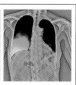

a : Original　　b : LM-MODE　　c : LM-MODE Summary

図1　症例1：胸腔内全面癒着

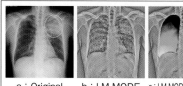

a : Original　　b : LM-MODE　　c : LM-MODE Summary

図2　症例2：胸壁浸潤性肺がん

胸部CTでは，左肺上葉に有意な気管支拡張症と器質化肺炎を認めた。動態撮影では，呼吸に伴う肺野内の各領域の移動量をベクトルおよびカラーで表示するLM-MODEにて，左側胸郭の狭小化と横隔膜運動の低下などが一目瞭然であった（図1）。

胸腔内全面癒着の手術では，癒着剥離を要することから，手術時間の延長や術中出血量の増加を認めるため，動態撮影により術前から胸腔内癒着を予測することは有用である。実際に，動態撮影による胸腔内癒着予測の報告もある[1]。

2. 腫瘍浸潤の質的評価

症例2は胸壁浸潤性肺がん症例で，CTにて左肺上葉の第2, 3, 4肋骨に直接浸潤する最大径80mmの充実性腫瘤を認めた。術前動態撮影のLM-MODEでは，腫瘤と一致した部位のベクトルがまったく動いておらず，周囲組織への癒着あるいは浸潤が示唆された（図2）。手術でも肋骨への浸潤を認め，肋骨合併切除を施行した。動態撮影は胸壁浸潤の評価においても有用である。

3. 手術前後の横隔膜運動の定量化および経時的な変化の評価

症例3は，横隔膜弛緩症の症例である。

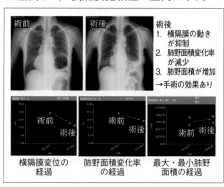

横隔膜変位の経過　　肺野面積変化率の経過　　最大・最小肺野面積の経過

図3　症例3：横隔膜弛緩症

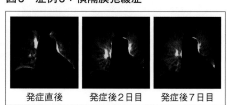

発症直後　　発症後2日目　　発症後7日目

図4　症例4：術後肺塞栓症

前縦隔腫瘍の術後に左横隔神経麻痺を認め，長期の経過で腹部症状が増悪したため，手術適応となった。CTでの経過観察では，左横隔膜が挙上しており，横隔膜の弛緩を認めた。術前動態撮影のLM-MODEでは，吸気時に左横隔膜の奇異性運動を認めた。横隔膜縫縮術が施行され，手術前後の動態画像および構造物の動きなどを数値化したグラフを比較したところ，術後には横隔膜の変位の抑制，肺野の面積変化率の減少，最大・最小肺野面積の増加を認め，手術の有効性が確認できた（図3）。

4. 術後肺血管血流の描出による肺塞栓の検証

症例4は，術後肺塞栓症例である。肺がんのため左肺下葉切除と縦隔リンパ節郭清を行ったところ，術後1日目に冷感と呼吸困難感，低酸素血症を認めた。造影CTでは肺の両側に多発する散在性肺塞栓を認め，抗凝固療法を開始し，発症直後，2日目，7日目に動態撮影を行ったところ，PH2-MODEにて肺野内血流を見ると，血流低下を示す黒い抜けは時間とともに改善していた（図4）。7日目に撮影した造影CTでも，血栓はほぼ消失していた。

慢性期肺高血圧症例において，肺血流シンチグラフィと心臓カテーテル検査，動態撮影による血流評価画像が一致しているとの報告[2]もあり，肺塞栓の評価に動態撮影が有用である可能性が示唆された。

まとめ

動態撮影は，被ばく量が少なく低侵襲であるほか，従来法と比較して得られる情報量が多いため，胸部外科領域において有用であると考える。動的な評価に加え，血流評価が可能なため，肺塞栓などの低侵襲な評価法の一つとして期待できる。

●参考文献
1）Tanaka, R., et al., *J. Appl. Clin. Med. Phys.*, 24（7）: e14036, 2023.
2）Yamazaki, Y., et al., *Eur. Heart J.*, 41（26）: 2506, 2020.

呼吸器外科領域における胸部動態撮影の使用経験
〜術前癒着予測と腫瘍部位鑑別への応用〜

江間　俊哉　藤枝市立総合病院呼吸器外科

当院は，病床数564床，診療科目35科の地域中核病院である。X線動態撮影は呼吸器外科領域においてさまざまな用途・メリットがあるが，本講演では胸膜癒着の予測と疾患の鑑別について使用経験を報告する。

胸膜癒着の予測

1. 視覚での予測

胸膜の高度癒着の予測は，手術術式の決定や手術時間予測において重要な因子である。高度癒着がある場合には開胸手術が，高度癒着がない場合には胸腔鏡下手術やロボット支援下手術が選択されることが多い。当院呼吸器外科では，2022年6月〜2023年3月に68例に対して胸部X線動態撮影を74回施行しており，肺切除を行った64例のうち13例に高度癒着（手術所要時間が癒着剥離により約30分以上の遅延をもたらすもの，または癒着により胸腔鏡下手術が困難であるもの）を認めた。

X線動態撮影にて癒着の有無を視覚で予測するには，結節や腫瘍（病変），末梢の血管などの肺内構造物や右肺のminor fissure（小葉間裂）と，背側肋骨などの胸壁が，呼吸運動によりどの程度ずれるかを見る。癒着がある場合，結節や腫瘍陰影と肋骨陰影がずれることなく同じように運動する様子が見られる。ただし，肺尖部は動きが比較的小さいため，上肺野に病変がある場合には病変の動きからの癒着の予測が困難なこともある。

症例1は，X線動態画像で右上中肺野に位置する浸潤影を伴った腫瘤影（図1 a○）が肋骨陰影から動く様子がなく，癒着していると判断して開胸手術を選択した。なお，FE-MODEでは，中下肺野末梢の肺血管は肋骨とずれて動く様子が確認できたため（図1 b○），その部位での癒着が少ない，もしくは癒着がないと考えられた。手術所見では，腫瘍部分は広範に癒着が認められ，中葉・下葉部分の癒着はごく一部だった。

症例2は，術前に癒着はないと予測したが，実際には癒着があった症例である。X線動態画像（図2）では，右上肺野の結節と5本の肋骨はずれて動き，肺野の血管もよく動くことから，癒着はないと判断した。手術所見では，上肺野の結節部分には予測どおり癒着はなかったが，横隔膜面に粗大な癒着が認められた。特に立位でX線動態撮影を行う場合には，横隔膜上に肺が乗って呼吸移動するため，横隔膜面の癒着をとらえることは困難であると考えられる。

2. 計測値からの予測

肺切除を行った64例（癒着あり13例，癒着なし51例）を対象に，横隔膜移動量，面積変化率から癒着を予測する検討を行った。横隔膜移動量（運動量）については，左右差や健側・患側差がないことを確認した上で，癒着ありと癒着なしで比較した。その結果，患側横隔膜移動量は，癒着ありの群で有意に低下した（P = 0.027）。患側面積変化率については，有意差は認められなかった。また，患側横隔膜移動量による癒着検出のROC曲線を描くと，移動量が35mm未満で癒着を伴う可能性があることが示された（AUC 0.70，感度 0.538，特異度0.863）。

疾患の鑑別

X線動態撮影が疾患の鑑別に役立った症例を提示する。症例3は，8年前に胸部異常陰影を指摘され，胸壁腫瘍疑いで経過観察を行っていたが，徐々に増大傾向のため手術の方針となった。術前の胸部単純撮影では腫瘍を指摘できず，CT（図3 a）で左第10肋間に胸腔内に凸な形状を示す22mm大の病変（↑）が認められ，胸壁腫瘍が考えられた。一方，X線動態撮影のFE-MODE（図3 b）では，腫瘍と思われる結節影（↑）が呼吸運動で肺とともに移動する様子が観察された。この所見から臓側胸膜疾患の可能性が高いと考えられたため，総合的に検討し，肺切除の手術アプローチにて手術を開始した。手術所見にて左肺S^{10}に胸膜変化を伴う腫瘍が確認され，胸腔鏡下で肺部分切除を行い，病理検査にて良性の孤立性線維性腫瘍（SFT）と診断された。

まとめ

呼吸器外科領域において，胸部X線動態撮影は胸膜癒着の有無，疾患の鑑別に有用と考えられる。術後合併症の診断や，術前・術後の呼吸状態の解析の一助となることが期待される。

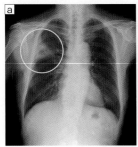
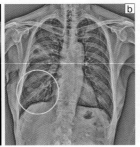

図1　症例1：癒着あり症例

図2　症例2：癒着の予測が困難な症例

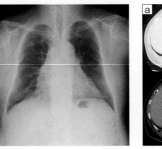
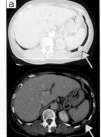
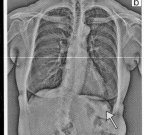

図3　症例3：疾患の鑑別に役立った症例

〈0913-8919/23/￥300/論文/JCOPY〉

手関節疾患におけるX線動態撮影の臨床応用

鈴木　重哉　藤枝市立総合病院整形外科

　手関節は複雑な解剖学的構造を有する複合関節であり，手関節痛の原因疾患の確定には難渋することも多い。当院では2022年よりX線動態撮影を手関節痛に対する診断に利用しており，その有用性や可能性について報告する。

動的尺骨突き上げ症候群における X線動態撮影の有用性

　尺骨突き上げ症候群は，尺骨頭が尺側手根骨と衝突して手関節尺側部痛を来す疾患で，通常は尺骨頭が橈骨尺側縁と比べて高い状態〔ulnar variance（UV）（＋）〕の場合に生じる。しかし，UVが0，または（－）の場合にも，手関節の自動運動により尺骨頭と手根骨の衝突を生じる病態がある。これは動的尺骨突き上げ症候群と称され，臨床所見とMRIで診断することが多いが，診断が困難な症例も多い。

症例1：疾患の鑑別に有用だった症例

　62歳，女性。誘因なく出現した左手関節痛に対して前医でMRI検査を行ったところ，キーンベック病（月状骨無腐性壊死）が疑われ，疼痛出現から1年後に当院を紹介受診した。

初診時現症：手関節尺側部の痛みと圧痛，左握力の著明な低下，ulnar gliding test（＋）であった。単純X線像では月状骨の骨透亮像が認められた。UVは0mmであった。月状骨の圧壊像は見られなかった。臨床所見，単純X線所見からは動的尺骨突き上げ症候群が考えられたが，MRIの読影所見では月状骨の輝度変化が月状骨中央にまで及んでおり，突き上げ症候群の典型的なMRI所見（月状骨尺側に限局した輝度変化）と異なることから，キーンベック病が疑われた。そこで，X線動態撮影を行った。

　手指をグリップ位とし，AP像での橈屈・尺屈を撮影したところ，尺骨のUV（＋）が認められ，さらに尺骨は橈屈時に月状骨中央部に衝突する様子が確認された（図1）。この所見から動的尺骨突き上げ症候群と診断し，尺骨短縮骨切り術を施行した。手術時所見は，全身麻酔下での他動橈屈・尺屈では尺骨はnull varianceであり，覚醒時の動態とは異なっていた。また，鏡視下所見では月状骨の軟骨損傷が比較的橈側まで認められた。2mmの短縮骨切りを実施し，術後9か月には疼痛は完全に消失，握力も回復した。本症例は，X線動態画像により橈屈時のUV（＋）と月状骨中央部への衝突を確認できたことで，動的尺骨突き上げ症候群と確信して手術に臨むことができ，MRIの病変分布が月状骨中央部まで見られたことの説明も可能となった。また，ulnar gliding testは月状骨と尺骨の衝突を再現しているとの先入観があったが，本症例では尺屈時には月状骨が橈骨側に移動して尺骨と衝突していないことが確認され，新しい知見を得ることができた。

症例2：病態の把握に有用だった症例

　15歳，女児，中学の部活はバレーボール，高校での継続希望がある。スケートボードで転倒し，右手関節痛で他院を受診。遠位橈尺関節（DRUJ）の離開が認められ，3か月サポーターで固定していたが疼痛が継続していたため，精査目的で当院紹介受診。初診時現症（受傷4か月）は，ulnar gliding test（＋），piano key sign（＋）であり，DRUJの不安定性が示唆された。単純X線像では，DRUJの離開（＋），UV＋0.5mmであった。また，MRIでは三角線維軟骨複合体（TFCC）尺骨部に損傷が見られたが月状骨尺側の輝度変化は見られなかっ

た。TFCC損傷によるDRUJ不安定性が疼痛の原因と判断し，保存的加療をさらに3か月行ったが改善せず，早期のスポーツ復帰希望があり手術的加療を選択した。当初は，MRIで突き上げ所見がないためTFCC縫合のみで尺骨短縮骨切り術の併用は不要と考えた。しかし，グリップ位でのX線動態撮影を施行したところ，遠位橈尺関節の不安定性は明らかであった。さらに尺骨の動的UV（＋）が著明であったため（図2），動的尺骨突き上げ症候群を合併していると判断した。手術では，TFCCの尺骨小窩への縫着と約2mmの尺骨短縮骨切り術を行った。術後6か月で疼痛は完全に消失し，スポーツに復帰した。本症例は，X線動態画像により，手関節中間位で尺骨がUV（＋）となり月状骨に衝突する様子を確認できたことで，必要な処置を行い，良好な術後成績を得ることができた。

まとめと考察

　診断に難渋することの多い動的尺骨突き上げ症候群を，X線動態撮影では容易に診断することができた。手外科では近年，診断や手術成績向上のために術中の手指自動運動を行えるwide awake hand surgeryが行われている。X線動態撮影を行うことにより，同様に，自動運動における骨の動態について，新しい知見が得られる可能性がある。

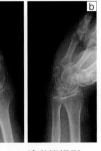

図1　症例1のX線動態撮影
a：尺屈時　b：橈屈時

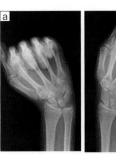

図2　症例2のX線動態撮影
a：橈屈時　b：尺屈時

〈0913-8919/23/¥300/論文/JCOPY〉

当院における手関節X線動態撮影法

佐藤恵梨子／大川剛史　藤枝市立総合病院診療技術部放射線科

当院では，手関節不安定症や尺骨突き上げ症候群などの手関節痛患者に対するルーチン検査としてX線動態撮影を施行している。X線動態撮影は透視検査と比べ，予約管理をしやすく当日オーダにも即時対応可能で，PACSでも画像（動画）を参照できるといったメリットがある。本講演では，当院における手関節X線動態撮影の撮影法や撮影条件について紹介する。

撮影におけるポイント

1. 患者への説明

患者に対しては，一般撮影検査とは異なり手を動かす様子を撮影する動画の撮影であること，グリップ位で橈屈尺屈運動をすること，手を強く握り，ゆっくり手首のみ動かすことを説明する。事前に検査内容を理解してもらい，協力を得ることが重要である。

2. ポジショニング（図1）

当院は立位台でのみ動態撮影が可能である。ポジショニングでは，手はグリップ位として，肘から前腕は水平かつFPDに対して平行にする。肘は90°屈曲で手台に置いて固定し，橈屈・尺屈時に手が回旋しないように注意する。ポジショニング不良であると関節の動きを正しく評価できず，誤診断につながる恐れがあるため，正しくポジショニングすることが重要である。

また，グリッドを付けたままではノイズの多い画像となってしまうため，検討の結果，当院ではグリッドなしでの撮影を採用している。そのため，立位台で撮影する場合にはグリッドの外し忘れに注意する。

3. 撮影の流れ（図2）

検査では，患者に症状を詳しく確認してからポジショニングを行う。照射野と中心点を確認した上で，橈屈尺屈運動の説明をして患者に実際の動きを練習してもらい，動きに問題がないことを確認する。口頭説明だけでは正しく動かせないことが多いため，事前に必ず動きを確認する。撮影ではオートボイスを使用せず，技師の声かけで検査を行っている。

4. PACS転送

撮影した画像は，通常の手関節単純X線画像に合わせて六切サイズにしてPACSに転送している。

撮影条件の検討

手関節X線動態撮影の撮影条件について，メーカーのデフォルト条件（管電圧：50kV，管電流：80mA，撮影時間：4ms，fps：15，グリッドなし，SID：120cm）で適正か検討を行った。検討では，手関節単純X線撮影をリファレンスとして，被ばく線量（入射表面線量）と画質（IQFinv.，CNR）を評価した。撮影条件は，X線動態撮影が管電圧：50kV，管電流：80mA，撮影時間：4/2/1.6/1ms，単純X線撮影が管電圧：50kV，管電流：50mA，撮影時間：40msとし，それぞれ測定・解析を行った。

その結果，X線動態撮影の表面入射線量は，デフォルト撮影時間4msで最大20秒間の動態撮影を行うと2mGyとなり，単純X線撮影における0.04mGy（当院実測値）の50倍の被ばく線量となった。

IQFinv.（値が大きいほど視認性が高い）は，リファレンスが3.64と最も高い値を示し，X線動態撮影条件はいずれもリファレンスより低かった。また，X線動態撮影の各条件間の差と比べ，単純X線撮影とX線動態撮影の差は大きかった。CNRは，リファレンスが5.02，デフォルト撮影時間4msが5.78とほぼ同等であり，デフォルト値より撮影時間が短くなるとCNRは低い値を示した。ファントム画像は，リファレンスと比べてX線動態撮影ではノイズが多く，撮影時間が短くなるほどノイズが増加した。画質については，単純X線撮影とX線動態撮影で大きな差があるが，両者は評価対象が異なるため同等の画質を追求する必要はないと考える。

X線動態画像について各撮影時間の画像で比較すると，デフォルト条件の4msの画質は1.6msや1msよりも良好であるが，被ばく線量が多くなることや動きの評価が目的であることから，当院では手関節X線動態撮影の撮影時間を1.6msとした（図3）。これにより，被ばく線量はデフォルト条件の4msの0.1mGy/sから0.04mGy/sになり，60%の被ばく低減効果を得られた。

今後は，手関節領域だけでなく多様な疾患への対応や，撮影条件のさらなる最適化を検討していきたい。

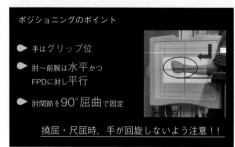

図1　ポジショニングのポイント

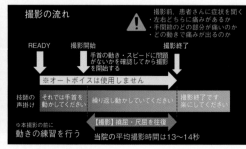

図2　撮影の流れ

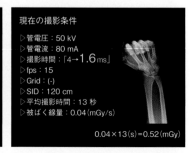

図3　当院における現在の撮影条件

〈0913-8919/23/¥300/論文/JCOPY〉

総 括

座 長	長谷部光泉 氏	東海大学医学部医学科専門診療学系画像診断学領域教授
コメンテーター	近藤 晴彦 氏	杏林大学医学部付属病院病院長 ＊第1部座長
	高瀬 圭 氏	東北大学大学院医学系研究科放射線診断学分野教授 ＊第2部座長
	黒﨑 敦子 氏	公益財団法人結核予防会複十字病院放射線診療部部長 ＊第3部座長
	權 寧博 氏	日本大学医学部内科学系呼吸器内科学分野教授
	田中 利恵 氏	金沢大学医薬保健研究域保健学系准教授
	由地良太郎 氏	東海大学医学部付属八王子病院診療技術部放射線技術科
	井上 義一 氏	一般財団法人大阪府結核予防会大阪複十字病院顧問
	工藤 翔二 氏	公益財団法人結核予防会代表理事

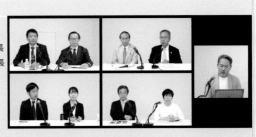

第4部では，第1部〜第3部の座長を務めた3氏に加え，第1回セミナーの開催当初からX線動態撮影（DDR）に携わる医師・診療放射線技師など計8名のコメンテーターが参加し，総括が行われた。各講演で報告された知見や臨床応用例のほか，撮影手技の標準化や診療報酬など，DDRの今後の課題や展望について活発なディスカッションが行われた。

第1部〜第3部の総括
海外での研究・応用例や整形外科領域での初の臨床例を報告

長谷部氏：今回はRSNA受賞演題に基づく報告や英国での臨床応用例の紹介などに加え，新たな臨床的知見が多く報告された。本セミナーも5回目を迎え，研究・臨床のフェーズが変わりつつあることを感じる。

近藤氏：第1部の山崎誘三先生による特別講演では，肺血流評価における胸部X線動態撮影（DCR）の有用性が報告された。中でも，肺血栓塞栓症（PE）や慢性血栓塞栓性肺高血圧症（CTEPH）に対する応用は，今後，他施設でも適応が広がるだろう。また，急性症例への対応などではポータブル撮影装置が有用であり，今後のフィードバックにより，ピットフォールの解消などにつながるのではないか。

高瀬氏：その通りで，集中治療室から移動せずに検査を行えるなど，ポータブル撮影装置の登場は非常に意義が大きい。また，昆 祐理先生の報告にあった腹臥位療法のリアルタイムでの評価などは，DDRとX線動画解析ワークステーション「KINOSIS」にしかない特長である。さらに，FitzMaurice先生の報告では，生理学的な解析を含めたDDRの可能性が提示された。ほかにも第2部では定量評価への取り

組みも示され，DDRの将来性を感じさせた。

權氏：当院には慢性の息切れを主訴とする患者が多く来院する。呼吸器疾患と循環器疾患の鑑別が求められるが，心臓超音波検査などは検査枠や時間の制約上，すぐに実施できない場合も多い。そのため，平岩宏章先生が示したように，DDRがより簡便な検査法として臨床応用されることが求められる。

黒﨑氏：DDRは開発当初より整形外科領域での有用性が期待されていたが，今回の第5回セミナー第3部で初めて具体的な臨床報告が行われた。2022年に公開したDDRのデジタル症例集「DDRAtlas」でも，現在公開中の呼吸器領域に加えて，整形外科領域でも症例を蓄積していきたい。

工藤氏：放射線医学は，高分解能CTなどに代表されるように，より高精細な画像の実現が追求されてきた。DDRは，それとは別に「形態から機能へ」と進化を重ねており，今回のセミナーで機能評価に関するデータが示されたことは大きな意義がある。

井上氏：DDRは日本が世界に発信している誇るべき技術であり，本日の発表は大変勉強になった。課題やピットフォールも示されたが，DDRに対する関心は高まっており，今後も多くの発表が望まれる。

DDRを巡る今後の課題と展望①
撮影手技の標準化の必要性

田中氏：機能評価に有用な動画像を得るには，高難度の撮影技術が要求される。特に，呼吸器疾患のフォローアップでは，深呼吸や息止めの状態などで再現性が左右されてしまう。現在，DDRに関する情報を発信・共有するユーザー会をコニカミノルタ社主催で開催しており，

各診療科と放射線診療部門が協力し，撮影手技，プロトコールを作り上げることが大切だと考えている。

由地氏：DDRは患者の負担が少なく，医師にとってオーダしやすい検査だが，一方で撮影を担う診療放射線技師にとっての簡便性も重要である。例えば，整形外科領域では患者に適宜，腕などを動かしてもらうため，コミュニケーションを取りつつ撮影を行う必要がある。同時に，被ばく線量と再現性維持の兼ね合いなども考慮して，撮影手技や撮影手順を標準化していく必要がある。

DDRを巡る今後の課題と展望②
DDRの保険収載への期待

高瀬氏：診断に応用可能な精度の動画像を得るには一定の手間を必要とするため，人件費などのコストが確保されないと施設としては臨床応用しづらい面がある。例えば，当初はICUでの呼吸機能変化の観察など，限られた領域で有用性を示して保険収載を実現し，順次対象範囲を拡大することも可能ではないかと考える。

工藤氏：現在，外科系学会社会保険委員会連合（外保連）がDDRの保険収載に向けた働きかけを行っていると聞いている。保険収載は必ず実現すると期待している。

まとめ

長谷部氏：DDRによって得られる情報量が多くなることで，これまでとは異なる新たな知見も示されている。一方でその歴史はまだ短く，撮影手技や応用範囲など発展の余地は大いにある。今回のセミナーを視聴した医療従事者からも，さらなる臨床報告や新たな発想の提案などがあることを期待したい。

総　評

総評1　井上　義一　一般財団法人大阪府結核予防会大阪複十字病院顧問

　胸部画像診断の国際学会である「Fleishner Society」では，画像を中心とした最新の胸部疾患診断に関する成績が発表されている。2020年に会長として大阪で開催させていただいた時は新型コロナウイルス感染症（COVID-19）流行のためバーチャル開催となり，2021年もイタリア開催の予定であったがバーチャル開催となった。2022年にはオランダアムステルダムで現地開催，2023年は米国カリフォルニアで現地で開催された。

　対面での会議がかなわない間も議論を行っていたが，その間の最も大きな話題は，人工知能（AI）による画像評価についてであった。現在，腫瘍やびまん性肺疾患などを中心としたさまざまな領域で，特にCT画像に対するAIを用いた定量化の取り組みが進んでいる。ある程度の定量化が実現しているが，動態画像に対するAIの活用はあまり進んでいないのが現状である。そのような中，単純X線写真を動画像として撮影・評価するX線動態撮影（DDR）は非常に画期的である。日本が先行して研究開発を行っている，大変期待される技術である。

　また，AIによる画像評価には医師の診断に基づいた教師データによる確実な学習が重要であり，定量化やそれに基づいた診断の実現には，もう少し時間がかかるのではないかと考える。さらに，AIによる診断は形態学に準じている。DDRは，二次元の単純X線写真を用いたものであり，非常に単純化しやすい。また，被ばく線量も少なく，ポータブルX線撮影装置の登場により場所を選ばず撮影可能になったことも大きな進展である。

　第4部でDDRの保険収載に関する話題もあったが，保険収載により多くの施設で使用が可能になることで，さらに多くのデータが蓄積され，実際の臨床応用範囲の拡大にもつながるのではないかと期待される。また，技術の簡便性は世界での発展を後押しする。DDRといえば，大昔に流行った「Dance Dance Revolution」を思い出すが，DDRのフル表記は「Dynamic Digital Radiography」だが，最後の「R」は「Revolution」も意味しうるのではないかと考えている。

総評2　工藤　翔二　公益財団法人結核予防会代表理事

　X線動態画像セミナーも第5回を迎え，過去4回に続いて充実した報告が行われた。今回は，山崎誘三先生によるすばらしい特別講演に始まり，海外からの報告や循環器，胸部外科領域に加え，初となる整形外科領域の講演が行われ，大変有意義なセミナーであった。

　私は2008年からDDRに携わってきたが，2011年の第3回呼吸機能イメージング研究会で複十字病院の発表が受賞して以来，第4部でも申し上げた通り，「形態から機能へ」と進化を続けるDDRを日本から世界に発信していくことに使命感を感じている。その後，2016年の北米放射線学会（RSNA）で山田祥岳先生（Harvard Medical School，現・慶應義塾大学）と第4部のコメンテーターを務めた田中利恵先生が，さらに2022年には山崎先生が受賞している。また，現在日本国内の約80施設を含む世界150超の施設でDDRが導入され，60超の英語論文が発表されている。DDRは確実に世界で受け入れられており，今後も発展していくと確信している。

　また，長年にわたりDDRを牽引されている幡生寛人先生（Harvard Medical School）の下でも，さらに広い領域でのDDRの研究開発が行われ，国内では第4部で田中先生が紹介されたように，コニカミノルタ社主催でユーザー会が開催されている。

　第2部で講演したFitzMaurice先生は，英国リバプールの病院に所属し，DDRの臨床応用に精力的に取り組んでいる。ビートルズで有名なリバプールからメッセージが寄せられ，彼の地と日本が結ばれていることを大変嬉しく感じている。DDRを，日本から世界と共に発信し，このすばらしい技術が今後世界で医療の発展に寄与することを心から期待している。

第5回X線動態画像セミナー

日　　時：2023年6月17日（土）　13：00〜17：00
開催形式：Webinar（WEB配信）
座　　長：第1部　近藤　晴彦 氏（杏林大学医学部付属病院院長）
　　　　　第2部　高瀬　　圭 氏（東北大学大学院医学系研究科放射線診断学分野教授）
　　　　　第3部　黒﨑　敦子 氏（公益財団法人結核予防会複十字病院放射線診療部長）
　　　　　第4部　長谷部光泉 氏（東海大学医学部医学科専門診療学系画像診断学領域教授）

第4部コメンテーター：權　　寧博 氏（日本大学医学部内科学系呼吸器内科学分野教授）
　　　　　　　　　　　田中　利恵 氏（金沢大学医薬保健研究域保健学系准教授）
　　　　　　　　　　　由地良太郎 氏（東海大学医学部付属八王子病院診療技術部放射線技術科）
　　　　　　　　　　　井上　義一 氏（一般財団法人大阪府結核予防会大阪複十字病院顧問）
　　　　　　　　　　　工藤　翔二 氏（公益財団法人結核予防会代表理事）
並びに第1部〜第3部座長

〈0913-8919/23/¥300/論文/JCOPY〉

脳神経血管内治療における
３Dプリンタとリ/MR機器の活用

佐川　博貴 / 壽美田一貴　東京医科歯科大学血管内治療科

脳神経血管内治療について

脳血管障害に対するカテーテルを用いた血管内治療は，1990年代から急速に発展し，非侵襲的な治療として年々手術件数が増加している。対象とする疾患は，脳動脈瘤，急性期脳梗塞，頸動脈狭窄などがあり，これまで開頭手術が中心となっていた疾患に対しても血管内治療が行われるようになってきている。その理由の1つとして，脳血管内治療は開頭手術に比べて侵襲性が低いことが挙げられるが，低侵襲であるから安全というわけではない。カテーテルを適切に操作しなければ脳血管の穿孔や解離などを起こし，クモ膜下出血や脳出血，脳梗塞などの合併症によって重篤な後遺症が残ったり命に関わる可能性もある。

しかし，近年はデバイスや技術の進歩により，以前よりも安全に治療が行えるようになってきた。これらの安全性を支えているのは，さまざまな使用機材の開発，進歩によるものが大きいが，治療における画像技術の進化によるところも大きい。血管造影検査の技術は1920年代に開発されているが，digital subtraction angiography（DSA）に代表される画像処理技術に始まり，3D rotational angiography（3DRAG）などの立体的な撮像方法も普及するようになり，手術の安全性に大きく貢献している。以前は一方向からの撮影で治療を行っていたのが，近年では二方向から同時に撮影を行い，カテーテルなどの動きを確認して手術を行うことが主流となっている。脳血管内治療は，X線と造影剤を用いて，本来は3Dの血管構造の"影絵"を見ながら行う治療である（図1）。術前に3DRAGにて，脳血管の立体的構造を理解することでさらに安全で正確な手術が可能である。そこでわれわれは，より本物に近い"3D"情報を得るための研究を進めてきた。

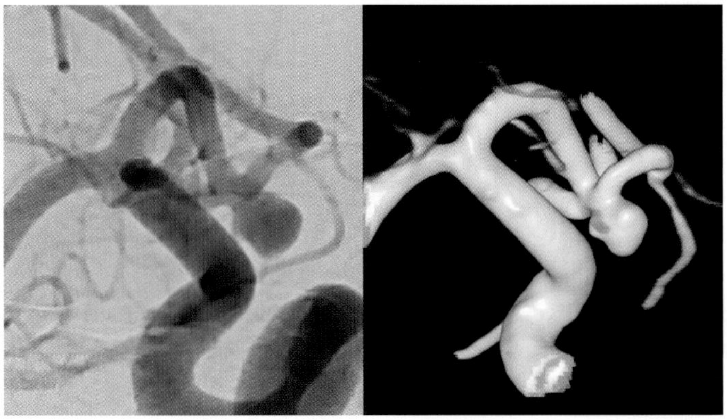

クモ膜下出血とその原因となる脳動脈瘤について

脳動脈瘤が破裂して起こるクモ膜下出血は，発症すると約30％の患者が死亡し，約30〜40％の患者が後遺症を残す重篤な疾患である。一度破裂した脳動脈瘤は，いったんは自然に止血されても，治療を行わないと急性期に再破裂する可能性が高い。治療については以前から開頭ネッククリッピング術と呼ばれる，脳動脈瘤の根元（ネック）をクリップと呼ばれるチタン製の器具を用いて遮断する手術が行われてきた。しかし，1990年ごろからは，カテーテルを用いた血管内治療（コイル塞栓術）が行われるようになってきた。脳動脈瘤コイル塞栓術は，鼠径部の動脈などから，脳動脈瘤内にカテーテルを誘導し，コイルと呼ばれる形状記憶されたプラチナ製の細いワイヤを動脈瘤内に留置して動脈瘤内を閉塞させる治療である。頸部の動脈まではガイディングカテーテルと呼ばれる外径が直径2〜3mm程度の太いカテーテルを誘導し，そこから頭蓋内の動脈瘤にかけてはマイクロカテーテルと呼ばれる外径が直径1mm未満の細いカテーテルを誘導する。近年は，脳ドックの普及や，MRI装置の画質の向上により，破裂する前の段階で見つかる動脈瘤（未破裂脳動脈瘤）も増えてきている。破裂する前の脳動脈瘤の治療は，症状のない患者に行う予防的な治療であるため高い安全性が求められる。

図1　前交通動脈瘤のDSA画像（a）と，3DRAGから得られた「3Dに見える2D」画像（b）

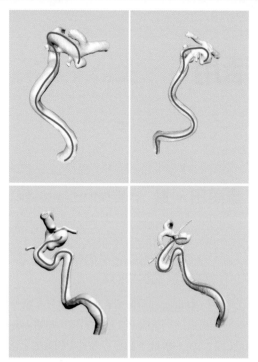

図2 理想的なカテーテルシェイピングのイメージ図

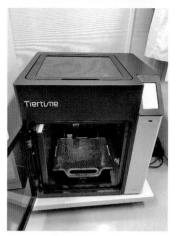

図3 現在当科で使用している FDM方式の3Dプリンタ（UP300 3Dプリンタ, Beijing Tiertime Technology 社）

脳動脈瘤治療における カテーテルシェイピング

　脳動脈瘤はそれぞれ形状や部位が異なり，動脈瘤ができる血管の形状なども症例ごとに大きく異なる。脳動脈瘤の血管内治療において，マイクロカテーテルを動脈瘤内に誘導する際に，もしマイクロカテーテルの形状が血管の走行と合っていない場合には，カテーテルが予期せぬ方向に進んで細い血管を損傷したり，場合によっては動脈瘤を穿孔したりするリスクにもつながる。マイクロガイドワイヤと呼ばれるワイヤを先行してなんとかマイクロカテーテルを瘤内に進めても，その後のコイル挿入時に簡単にマイクロカテーテルが瘤から逸脱してくることもある。そのため，マイクロカテーテルを脳動脈瘤内の適切な位置に安全に誘導し，安定した状態で留置することが治療の成否には重要である。

　現在，さまざまな先端形状のマイクロカテーテルが販売されているが，すべての症例においてその形状が患者の血管に当てはまるわけではない。そこで，マイクロカテーテル先端の形状を脳動脈瘤近傍の血管形状に合わせて成形すること

（カテーテルシェイピング）が有効である（図2）。カテーテルシェイピングは，熱可塑性エラストマーでできているマイクロカテーテルの先端に，意図した形状に曲げた針金状のマンドレルを挿入し，蒸気やヒートガンで短時間加熱することで行う。先述の通り，モニタ上に映し出される3DRAGで得られた画像は3Dに見える2Dであり，実際の大きさや奥行き，その立体感を完全に把握し，手元のマンドレルに反映させるには不十分な点がある。

脳動脈瘤治療への 3Dプリンタモデルの活用

　これらの問題点を解決するために，われわれの教室では2014年から3Dプリンタを使用した血管モデルの作製を行い，日々の治療に活用しながらその有用性を検証してきた。

　3Dプリンタにはさまざまな方式のものがあるが，血管形状の把握には，最もコストが低く，広く普及している熱溶解積層（fused deposition modeling：FDM）方式がよく使われている（図3）。FDM方式では，acrylonitrile butadiene styrene（ABS）樹脂などの熱可塑性樹

脂のフィラメントを，加熱されたノズルからプラットフォームの上に押し出し，冷却されて固まった層の上にさらに新しい層を重ねていくことで造形を行う。3Dプリンタで3Dモデルを作成する際，最も多く使用されるのはStereolithography（STL）データと呼ばれるフォーマットであるが，CTやMRI，DSAで得られる医用画像共通フォーマットであるdigital imaging and communications in medicine（DICOM）データを3Dワークステーションで読み込むことで，STLデータに変換することができる。3D血管モデルは，CTAやMRAのデータから作成することも可能だが，3DRAGのデータを用いることで最も正確に作成することができる。3Dワークステーション上で，3DRAGのデータを読み込み，病変近傍の血管や主要な分枝をトリミングしてからSTLデータに変換し3Dプリンタに送ることで，原寸大の血管モデルを作成することができる[1]（図4）。

　3Dプリンタによって作製した血管モデルは，等倍で手に取ってあらゆる方向から血管の構造を確認できるため，病変の実際の大きさや形状をより正確に把握し，カテーテルシェイピングやカテーテルの誘導に役立てることができる。カテーテルシェイピングの際は，血管モデルを清潔野のすぐ脇に置いたり，清潔なビニールで覆ったりすることで，間近で見比べながらマンドレルを操作してシェイピングを行う。治療中，カテーテルがうまく脳動脈瘤内に留置できず，カテーテルシェイピングをし直すことをリシェイプというが，3Dプリンタ導入前後でこのリシェイプの頻度を記録したところ，3Dプリンタ導入前20例，導入後26例において，リシェイプの頻度は後者で明らかに低下した〔35.0% vs 3.8%，$\chi^2 = 7.64$（$p < 0.01$）〕。多くの症例において，マイクロカテーテルの誘導が非常にスムーズになり，コイル塞栓の終盤まで安定して留置し続けることができた（図5）。3Dの血管構造をカテーテルシェイピングに正確に反映させることで，治療の効率や安全性が向上するものと思われる。

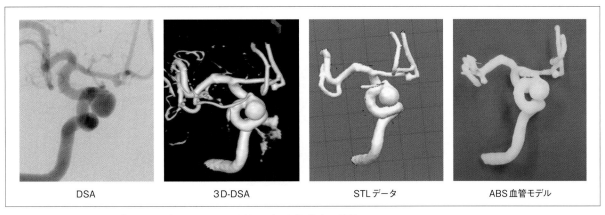

| DSA | 3D-DSA | STLデータ | ABS血管モデル |

図4　3DRAGから3Dプリンタを使用してABS血管モデルを作成する過程

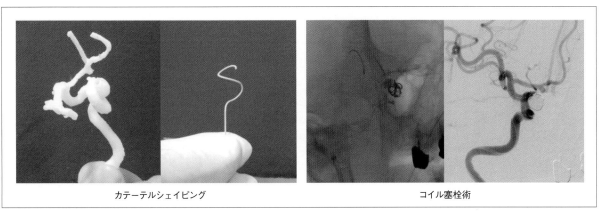

カテーテルシェイピング　　　　　　　　　　　　コイル塞栓術

図5　3D血管モデルを活用してカテーテルシェイピングを行った，内頸動脈瘤に対するコイル塞栓術

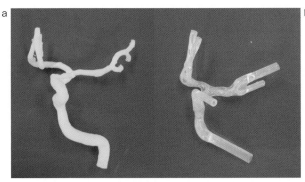

a　　　　　　　　　　　b

図6　ABS樹脂で作製した血管モデル（a）と，
　　　それをシリコンでコーティングして作製
　　　した中空の血管シリコンモデル（b）

3Dプリンタモデルの応用と課題

　ABS樹脂製の血管モデルの表面をやすりなどで研磨し平滑にしてからシリコンでコーティングし，シリコンが硬化してから樹脂溶解剤でABS樹脂を溶解させることで，中空の血管シリコンモデルを作成することができる（図6）。この血管中空モデルの内部に水を満たして灌流装置につなぎ，透視装置にセッティングすれば，実際の血管内治療と同様の状況をつくることができ，造影剤を用いた血管撮影や，マイクロカテーテルなどのデバイスを中に入れて操作するなど，実際の治療のシミュレーションをしたり，トレーニングをしたりすることが可能となる（図7）。同様の血管シリコンモデルが開頭による脳動脈瘤クリッピング術のシミュレーションに有用であるという報告[2]や，頭蓋骨や脳，血管をそれぞれ3Dプリンタで作成し組み合わせた開頭手術モデル[3]の有用性も報告されている。脳血管内治療医師も含め，外科医にとって術前に患者データから作成したモデルによりトレーニング，シミュレーションを施行できることは術中の安定した手技に大きく貢献する。

　3Dプリンタモデルの問題点として，画像の取得から3Dモデルが出来上がるまでには，一般的に1～2時間程度の時間を要することが挙げられる。そのため，実際に脳動脈瘤が破裂し，クモ膜下出

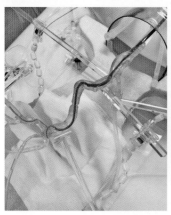
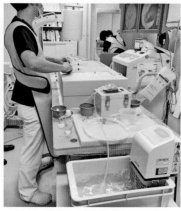

図7　血管シリコンモデルを灌流装置につないで
行う血管内治療シミュレーション

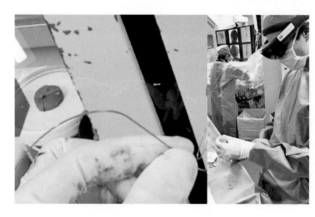

図8　HoloLens（Microsoft社）で投影した
3D血管モデルに重ね合わせながら行う
カテーテルシェイピング

血として搬送されてきた患者などには，時間的制約から3Dプリンタモデルの作成は困難な場合が多く，急性期治療への応用に課題がある。また，積層ピッチやモデルの耐久性の点から，通常の3Dプリンタでは約1mm以下の細い血管や密な構造物，連続性が乏しい構造物を忠実に再現することは難しい。脳動静脈奇形（AVM）など複雑で細小血管を含む病変が，簡略化して造形すること自体はできるものの，術前シミュレーションやトレーニングへの利用は困難なことが多い。さらに，術中に清潔野で3Dモデルを参照しながらカテーテルシェイピングを行う場合，あくまでも横に並べるのみで，重ね合わせることはできないため，厳密にモデルと形状を一致させることは難しい。

VR（virtual reality：仮想現実）/MR（mixed reality：複合現実）による3D血管モデルの活用

　3Dプリンタモデルの問題点を克服する手段として，VR（virtual reality：仮想現実）/MR（mixed reality：複合現実）機器の利用が有効である可能性がある。「HoloLens」（Microsoft社）はヘッド・マウント・ディスプレイタイプのMR機器であり，眼で見える実際の風景に，立体的な画像を重ね合わせることで複合現実を実現している。電源ボタン以外は音声認識やハンドジェスチャーで操作することができ，手で直接触れる必要はない。3Dプリンタの場合と同様に生成したSTLファイルを，Holoeyes社のオンラインサービスを利用してHoloLens用のデータに変換し，3D血管モデルを空間に投影させることができる。STLデータさえあれば作製時間は数分であり，モデルの色調や，ほかの構造物の表示，非表示を変更するなどの作業も非常に簡便である。ジェスチャー操作により血管モデルを回転，拡大，移動させることもでき，さまざまな角度から血管構築を観察することができる。宙空に浮かんだ仮想現実モデルであるため，実際のカテーテルを重ね合わせることにより，3Dプリンタで作製した血管モデルよりも正

確なカテーテルシェイピングが可能である（図8）。

　われわれの教室では，2018年から瘤内へのカテーテルの誘導が困難と予想された脳動脈瘤のコイル塞栓術において，HoloLensを使用したカテーテルシェイピングを行ってきた。この方法でリシェイプを要した頻度を調べたところ，24動脈瘤のうちリシェイプを要したのは4動脈瘤（17%）であり，カテーテルのスムーズな誘導と，安定した留置に寄与すると考えられた。HoloLensを使用した3D血管モデルの投影は3Dプリンタモデルよりも早く行うことができ，今後急性期治療にも応用できる可能性がある。また，細かい血管構造の確認が容易であるため，AVMや脳腫瘍に対する塞栓術に応用することも可能である。

VR/MRの教育への応用，今後の展開

　HoloLensのようなMR機器やVR機器は，実際に治療を行う医師のみならず，医学部の学生教育においても，複雑

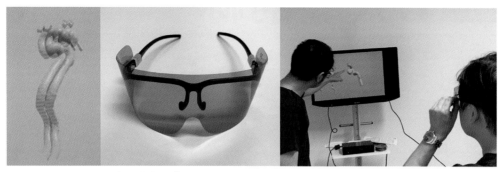

図9　3Dモニタによる学生教育モデル

な頭蓋内の血管構築や解剖を理解する上で有用であると思われる。実際に医学部学生の臨床実習において，HoloLensを用いた脳血管解剖のセミナーを行ったところ，「解剖の理解が深まる」などの回答が得られ好評であった。一方で，ヘッド・マウント・ディスプレイタイプのMR機器では1人1台の機器が必要となるため，カンファレンスや多人数の教育には不向きな側面もある。複数人で立体画像を共有する方法として，大画面での3Dモニタの開発が有用と考える。われわれの教室では，3DRAGから得られる画像を4K3Dモニタに映し出すモデルを作成した（図9）。現状では，DICOM画像からの変換や解像度，VR/MR機器のデータとの互換性などの問題があり，今後のシステム開発が必要である。

さまざまな外科領域において，VR/MR機器を用いた術前シミュレーションや術中ナビゲーションの有用性が報告されてきている。脳神経外科領域では，AVMや腫瘍の切除術におけるMR機器による術中ナビゲーションの有用性が報告されている[4]が，脳血管内治療領域におけるVR/MR機器を使用した術中ナビゲーションは渉猟し得た範囲では見当たらない。VR/MR機器や3Dモニタに投影した3D血管モデルの内部に，カテーテルの位置や動きをリアルタイムに反映させるような技術が開発できれば，より正確で安全なカテーテル操作を行うことができ，脳血管内治療の進歩につながることが期待されるだろう。

一方で，3DプリンタやVR/MR機器を使用した術前シミュレーションや術中ナビゲーションは医療機器として保険適用されておらず，機器の準備費用やランニングコストは研究費で賄ったり，病院の負担となる。これらの技術を発展・普及させていくには，有用性についての客観的な評価を確立するとともに，保険適用を含めた費用面での課題をクリアする必要があると思われる。脳神経外科領域のみならず，解剖学的知識が重要である外科領域，さらには医療全般とVR/MR機器の親和性は非常に高く，今後のさらなる融合・発展が期待される。

〈謝辞〉
原稿作成にご助言をいただいた，平井作京先生，高橋　暁先生，若林　光先生に，心から感謝申し上げます。

●参考文献
1）Cogswell, P.M., Rischall, M.A., Alexander, A.E., et al. : Intracranial vasculature 3D printing: review of techniques and manufacturing processes to inform clinical practice. *3D Print. Med.*, 2020 Dec; 6: 18.
https://www.ncbi.nlm.nih.gov/pmc/articles/PMC7409717/
2）豊山弘之，厚見秀樹，松前光紀：脳動脈瘤手術シミュレーションにおける3Dプリンターの有用性. CI研究, 36（34）: 151-158, 2014.
https://www.shida-clinic.com/library/59a66a2647437f6847035e96/5c12822aa083f7543463ea6f.pdf
3）Mashiko, T., Kaneko, N., Konno, T., et al. : Training in Cerebral Aneurysm Clipping Using Self-Made 3-Dimensional Models. *J. Surg. Educ.*, 74（4）: 681-689, 2017.
https://pubmed.ncbi.nlm.nih.gov/28110854/
4）Lea Scherschinski, et al. : Augmented reality-assisted microsurgical resection of brain arteriovenous malformations : illustrative case. *J Neurosurg Case Lessons*, 3（25）: CASE21135, 2022.
https://thejns.org/caselessons/view/journals/j-neurosurg-case-lessons/3/25/article-CASE21135.xml?product=caselessons

第8回 医療革新セミナー
医療DX最前線

ChatGPT 働き方改革 地域医療連携

の「今」を知る

講演1

「iPhone」で働き方改革
～病院でのスマートフォン活用～

佐伯 潤 先生 (社会医療法人石川記念会 HITO病院 DX推進室 CTO)

iPhoneによる業務効率化

当院では，業務効率化のために限定的に導入していた業務用チャットを順次拡大し，看護師にも1人1台のiPhoneを導入したところ爆発的に活用が進んだ。iPhoneは，電話やチャット，Webサイト閲覧やWeb会議などを直感的な操作で行えることに加え，カメラ・マイク・各種センサによる入力が可能である。これらの活用により，場所や時間に縛られない情報共有が可能になり，職種を越えた1対多のコミュニケーションが可能になった。

グループチャットの導入

病棟においては，電子カルテは端末が共用で，コミュニケーション機能に乏しいことが業務効率化の妨げとなっていた。そこで当院では，iPhoneで使用できるモバイルカルテを導入し，ベンダーと共にバージョンアップを図り，多職種で使えるグループチャット機能を実装した。チャットは，申し送りや医師への指示確認，入退院支援，多職種連携などに活用しており，自分のタイミングで連絡でき，相手は隙間時間に対応できるため，職種間の対話が増加した。ほかにも，1対1の電話とは異なり情報やノウハウが共有されるようになった，緊急ではない指示確認も手の空いた医師が返信できることでリードタイムが短縮したなどのメリットを得られている。多忙な医師への連絡や確認は現場のストレスとなっていたが，これもチャットコミュニケーションにより軽減された。

多職種協働型セルケアシステム

iPhone，モバイルカルテ，グループチャットがそろった上で取り組んだのが，病棟を3つのセルに分けて看護師・セラピスト・看護補助をチームとして各セルに配置し，医師や専門チームからチャットでサポートを受ける多職種協働型セルケアシステムである。夕方に病棟管理者が各セルの残務を確認しスタッフを差配することで，定時退勤を実現している。また，看護師の1日の移動距離が半分以下となり，申し送りの効率化などと合わせて1人あたり1日100分の時間を創出，看護師の時間外労働を年間で約6000時間削減し，空いた時間を看護の質の向上に充てられるようになった。

コミュニケーションの変革により，多職種協働の推進，心理的安全性の向上，提案型の主体的チーム医療を実現することができた。人を探す・待つ，気遣いながらの連絡・報告といった業務上の当たり前が，チャット活用により当たり前ではなくなっている。「変化を起こすのではなく，変化が生まれるように導く」ことが，われわれDX推進室の役割と考えている。

講演2

湖南メディカル・コンソーシアムにおけるICTを活用した地域医療連携について

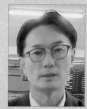

蔭山裕之 先生 (地域医療連携推進法人湖南メディカル・コンソーシアム 理事, 社会医療法人誠光会 法人本部 副本部長)

地域完結型医療の実現をめざして

誠光会では，ケアミックス病院であった草津総合病院を，急性期の淡海医療センターと在宅療養支援機能の淡海ふれあい病院に機能分化した。そして，地域の施設と連携して地域完結型医療を実現するため，当コンソーシアムを設立した。コンソーシアムには介護施設も含めた32法人109施設が参画し，医療従事者の相互派遣や共同研修，県の共同利用カルテの活用支援，共同購入など，地域医療資源の最大活用と参加法人の事業継続性を担保するための活動を展開している。活動のすべてを見える化するために取り組んでいるのがICTを活用した「コマンドセンター」(GEヘルスケア・ジャパン)である。

コマンドセンターを用いたPFMの最適化

コマンドセンター導入の最大のねらいは，法人を越えた転退院の効率化である。「患者の顧客価値の向上」「職員の業務効率の向上」「経営効率の向上」をコンセプトに，院内業務や地域連携を円滑に行うためのさまざまなツール開発に取り組んでいる。各施設では必要に応じた情報をモニタに常時表示するほか，誠光会では電子カルテ端末からすべての情報を確認することができる。コマンドセンターは全員が同じ情報を見て現場で考えて動くことで組織の力を高めることを意図しており，実際に淡海医療センターでは，ベッドコントロールをする看護師長を置かずに業務を遂行できるようになっている。

コマンドセンターのツールと効果

病棟業務を支援するツールの一つである「Capacity Snapshot」は，10分ごとに病床稼働状況が更新され，最新情報を基にしたベッドコントロールを可能にする。また，「Staffing Forecast」は病棟ごとのスタッフの総力量点数と業務量から忙しさを定量化でき，スコアを見て病棟間で看護師を融通し合うなど，自発的な横の連携が生まれている。ほかにも，地域連携において入退院をマッチングするツールなど，多様な機能を備えている。

これらを活用することで，病床稼働率の向上，DPC3期超えの患者数の減少，入院単価の向上などの効果が出ている。現在，構想した機能の約1/3が稼働を開始しており，患者向けアプリなども含め開発を進めていく。

コンソーシアムでは，コマンドセンターを活用して地域全体のヒト・モノ・カネ・情報を最大活用することをめざしている。デジタルで得られた情報を基に，アジャイルかつ組織横断的な活動を定着させ，一人一人が必要に応じて意思決定できるティール組織へと発展させていきたい。

〈0913-8919/23/¥300/論文/JCOPY〉

インナービジョンでは，2023年8月10日（木），Webセミナー「第8回 医療革新セミナー」を開催した。今回は『ITvision』No.48とのコラボ企画として，働き方改革，地域医療連携，ChatGPTをテーマに3題のご報告をいただいた。画像診断支援AIソリューションについての企業プレゼンテーションと併せ，講演の内容を抜粋して紹介する。

講演3　臨床医における「ChatGPT」活用の実際
─「ChatGPT」が新着論文を要約し毎朝メールしてくれる仕組みができるまで

内田直樹 先生（医療法人すずらん会 たろうクリニック 院長）

取り組みの背景と経緯

私は在宅医療を中心とするクリニックで院長を務め，認知症や在宅医療に関連した活動に取り組んでいる。また，医療者向けのプロトタイピングスクール「ものづくり医療センター」に参加してプログラミングを学び，医療現場で役立つアプリの開発などを行ってきた。2022年からはテクノロジーで認知症フレンドリーなまちづくりを推進する認知症フレンドリーテックというコミュニティを立ち上げて，アイデアソンやハッカソンなどを開催している。

「ChatGPT」（OpenAI）には公開当初から関心を持っていたが，ChatGPTハッカソンに参加した際に，その特性から「主要な医学ジャーナルから認知症に関する新着論文を検索・翻訳・要約してメール送信する」という使い方ができると考えた。その仕組みを構築したいとSNSでツイートしたところ，翌日にフォロワーの大西氏（@niniziv）から「作ってみた」との返信があった。大西氏とやりとりをし，コードの安全性を確認した上で，仕組みの作り方をスライドにまとめて医師向けのスライド共有サービス「Antaa Slide」に公開したところ，大きな反響を得た。

仕組みの作り方

このChatGPTを使った新着論文要約・メール送信の仕組みは，大西氏のツイートどおりに作れば10分程度で作れるが，Google Apps Script（GAS）の使用経験がないとハードルが高いため，流れとポイントを解説する（詳細はアーカイブを参照）。

①ChatGPT APIを利用するためには，ChatGPTにアカウント登録し，OpenAIのAPI keyを取得する。API keyとは，ソフトウエアが外部とやりとりをする窓口のことで，API keyにより個別認証されAPIを利用可能になる。なお，API keyはインターネット上に公開してはならない。ChatGPT APIの利用は有料であるが，今回作成した仕組みでは0.5ドル/月程度と安価である。②大西氏が作成したGASプロジェクトにアクセスし，自身のページにコードのコピーを作成する。③GASコード（API key，論文要約を受信するGmailアドレス，検索したい単語，論文件数）を書き換える。④トリガー（メールが届く時間）を設定する（アクセス権限への承認が必要），という流れで仕組みが完成する。

論文タイプで絞り込む方法や複数単語の検索方法，雑誌を指定する方法，エラー時の対応など，詳細な使い方はAntaa Slideで紹介しているので，参照いただきたい。

企業プレゼンテーション

バイエルが提案する画像診断支援AIソリューションのご紹介

バイエル薬品株式会社

放射線科領域の課題として，画像数の増加，医師負担の増大，診断エラーの発生などが世界で報告されており，これらの課題に対して，AIの活用による，業務の効率化，ペイシェントジャーニーの最適化，ペイシェントアウトカムの改善が期待されている。

バイエルは画像診断領域に対するAIソリューションとして，画像診断支援AIプラットフォーム「Calantic Digital Solution」，胸部領域読影支援AIソフトウエア「Plus.Lung Nodule/Plus.CXR」，腹部領域MRI読影支援AIソフトウエア「Cal.Liver.Lesion」の提供を開始した。

Calantic Digital Solution

院内に設置されるCalanticエッジサーバとCalanticビューワ，さまざまな画像診断支援AIアプリケーションを統合したCalanticクラウドプラットフォーム，解析統計情報などを管理するマーケットプレイスから構成される。Calanticクラウドプラットフォームはベンダーニュートラルで，さまざまなメーカーのAIアプリケーションを利用できる。また，1つのビューワですべての解析結果を確認できる，クラウド利用により高い拡張性を有する，各種ガイドラインに準拠しセキュリティを担保するといった特長も有しており，画像診断の効率化や精度向上に貢献するソリューションである。

Plus.Lung.Nodule/Plus.CXR

胸部CTおよび胸部X線画像に対して，ディープラーニング技術を用いて作成されたモデルにより信号値を解析してROIを表示する。胸部CT向けのPlus.Lung.Noduleには，自動計測機能や，過去と現在の同じROIを紐付けて体積倍加時間（VDT）を算出するオートトラッキング機能も搭載されている。なお，Plus.CXRはPlus.Lung Noduleの追加機能であるが，単独で使用することもできる。オンプレミスでの使用を想定した医療機器プログラムで，施設の運用に合わせてさまざまな方法でのシステム連携が可能となっている。

Cal.Liver.Lesion

EOB・プリモビスト造影MRI検査の読影支援AIソフトウエアで，オンプレミスでの使用を想定している。標準的なプロトコールで撮像された画像セットから自動解析を行い，周囲と比べて信号値の異なる領域を自動抽出する。信号値の異なる度合いを0〜1で表し，0.5以上の領域をカラーで表示したマップを作成し，読影を支援する。なお，解析結果は既存の読影端末で閲覧できる。

バイエルは，今後も放射線科領域においてAIを活用したソリューションを拡充し，関連するすべての医療従事者と共に患者さんの健康を守ることに貢献していく。

シリーズ
めざせ達人シリーズ
一般X線撮影編
Part.2

いま伝えたいこと
撮影技術と画像読影

No.6

編集協力：安田鋭介（全国X線撮影技術読影研究会）

肩複合体の基本撮影法と適応疾患
― 側面・軸位撮影法を中心に ―

難波　一能　とうかい整形外科かわげ

今回は，前シリーズの「めざせ達人シリーズ〈一般X線撮影編〉―いま伝えたいこと―：No.2　肩複合体の基本撮影法と適応疾患　―前後方向撮影を中心に―」（インナービジョン2020年5月号）の続編となる。主な内容は，側面撮影法や軸位撮影法を中心に，肩鎖関節撮影なども含む。肩複合体のX線撮影法と，適応疾患を外傷性と非外傷性（骨・軟部腫瘍を除く）に分けた読影補助のポイントについても詳述する。

肩複合体の基本撮影法

1. 側面撮影

1) 肩甲上腕関節側面撮影（図1，2）

一般的にtrue lateral scapula（scapula Y）viewと呼ばれる撮影法で，肩甲上腕関節，上腕骨近位端，肩甲骨の側面撮影である。

体位は，立位または座位とする。肩甲上腕関節・肩甲骨前後方向撮影（true AP）を90°転換したtrue lateral体位とする。関節窩が接線投影され，骨頭軸が受像面と平行に近いtrue APを90°転換することにより，骨頭軸は受像面に垂直に近い状態となる。図1に，true APからtrue lateralに体位を転換する3つの方法を示す。true AP体位①からの転換は，受像面に向かい非検側の肩を離す方向へ45°〜60°回旋する（①'）。true AP時の回旋角度が30°であれば60°回旋する。true AP体位②の場合，鎖骨中1/3遠位前縁を受像面と平行とする（②'）。true AP体位③の場合，肩甲棘と受像面のなす角を約100°とする（③'）。

肢位は，肩関節下垂中間位（肘関節伸展位）とする。肩甲骨体部と上腕骨を分離する際には，肩関節軽度内転または外転する。

X線中心は肩甲上腕関節とし，入射方向は後前（PA）方向を基本とするが，車椅子着座のままの撮影や起き上がり困難な臥位状態での撮影は，そのまま背部に受像部を挿入し前後方向撮影でも可能である（図2）。

[適応疾患と読影補助のポイント]
●外傷性疾患

外傷シリーズと呼ばれる3方向（前後・側面・軸位）撮影が必須である。肩甲上腕関節の適合性や骨折の有無，骨片転位などを評価する。主な疾患は，肩関節脱臼（図3），肩鎖関節脱臼，上腕骨近位端骨折，肩甲骨骨折（関節窩骨折，肩峰骨折，烏口突起骨折，体部骨折），肋骨骨折などがある。肩甲骨体部骨折では，体部の角度を計測し転位の程度を評価する。

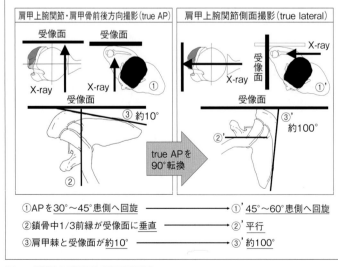

図1　肩甲上腕関節側面撮影法
肩甲上腕関節・肩甲骨前後方向撮影（true AP）の90°転換である肩甲上腕関節側面撮影（true lateral）を行う3つの方法

①APを30°〜45°患側へ回旋 → ①'45°〜60°患側へ回旋
②鎖骨中1/3前縁が受像面に垂直 → ②'平行
③肩甲棘と受像面が約10° → ③'約100°

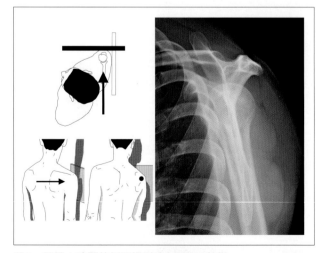

図2　肩甲上腕関節側面撮影法と画像の特徴
肩甲上腕関節側面撮影肩甲骨はY字を形成し，前方部が烏口突起，後方部が肩甲棘，縦軸が肩甲骨体部である。上腕骨骨幹部は肩甲骨体部と重複し，骨頭は関節窩中心と一致する。肩甲骨体部は肋骨と重複せず，肩甲胸郭関節が明瞭に描出される。

〈0913-8919/23/¥300/論文/JCOPY〉

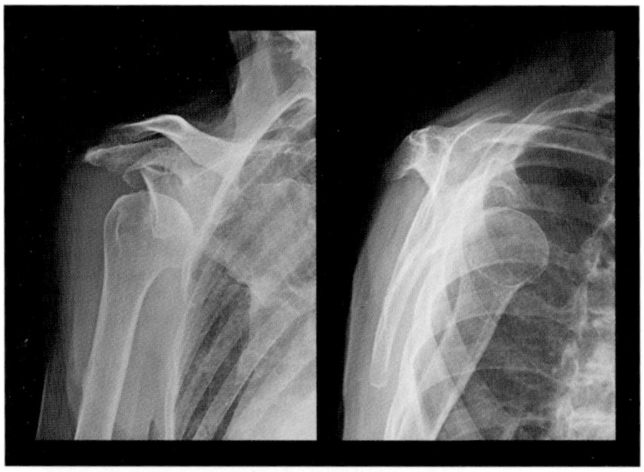

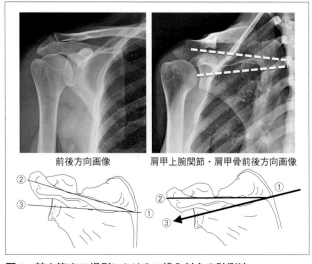

図3 外傷性肩関節脱臼（前方脱臼）
aは肩甲上腕関節・肩甲骨正面像，bは肩甲上腕関節側面像である。肩甲上腕関節を正確な正面と側面で撮影することにより，脱臼方向が明確となる。肩甲上腕関節の脱臼の評価において必須の撮影法である。

前後方向画像　肩甲上腕関節・肩甲骨前後方向画像

図4　棘上筋出口撮影におけるX線入射角の計測法
①-②：肩甲棘三角（肩甲棘基部内側縁）から肩甲棘へ続く線
①-③：肩甲棘三角（肩甲棘基部内側縁）から棘上窩底部・烏口突起基部へ続く線
①-②を水平とし，計測角で入射する。

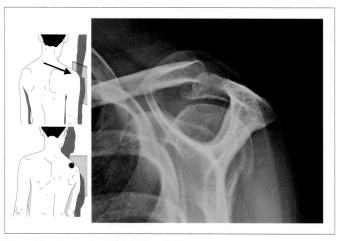

図5　棘上筋出口撮影法と画像の特徴
肩甲上腕関節側面撮影法のポジショニングから頭尾方向入射したもの。棘上窩が広く観察でき，肩鎖関節や肩峰，肩峰下が明瞭に描出されている。

2) 棘上筋出口撮影 （図4, 5）

一般的にsupraspinatus outlet view[1]~[3]と呼ばれる撮影法である。体位は，肩甲上腕関節側面撮影と同様である。

X線中心は，上腕骨頭上方の肩峰下とする。入射角は，一般的に頭尾方向15°～30°の角度で入射する。より正確な入射角度は，前後方向像より，肩甲棘三角（肩甲棘基部内側縁）から肩甲棘へ続く線と，肩甲棘三角（肩甲棘基部内側縁）から棘上窩底部・烏口突起基部へ続く線のなす角度を計測する（図4）。ポジショニング時に肩甲棘を水平とし，計測角にて入射する。

［適応疾患と読影補助のポイント］
●非外傷性疾患

変形性肩関節症や棘上筋出口の狭小化（肩峰の厚さ，傾斜，骨棘形成）などを評価する。石灰沈着性腱板炎では，上腕骨頭周囲の石灰化などを観察する。

2. 軸位撮影

軸位撮影法は，肩関節外転による撮影法のほかにさまざまな変法が報告されている。ここでは臨床で有用かつ簡便な3つの撮影法について述べる。

1) standard axillary view・Lawrence法[4] （図6）

体位は，撮影台に発泡スチロールや発泡ウレタンフォームなどを敷き，背臥位とする。上肢用には背部と同じ厚みの補助具を準備する。肢位は，肩関節中間位から外転90°，頭部は非検側に側屈する。外転困難例では，外転60°でも可能である。受像部は，検側肩関節上方の肩峰部から上腕近位に密着し，撮影

台に対して垂直に配置する。

X線中心は，正中線に対し下方から約15°～30°で腋窩部に水平入射する。60°外転の場合には約15°～20°にて行う。射出点は鎖骨遠位端から肩鎖関節とする。検側上肢の外転角とX線入射角は，肩甲上腕リズムにより判断する。肩関節の外転運動では，肩甲上腕関節と肩甲胸郭関節が一定の比率で動き，30°～90°外転時は，肩甲上腕関節と肩甲胸郭関節の角度は2：1となる。90°外転時は，肩甲上腕関節：肩甲胸郭関節＝60°：30°となるため，正中線に対し下方から30°の角度で腋窩部に水平入射する。

2) 座位撮影法 （図7）

体位は，撮影台の横に着座し，検側撮影台に受像面を配置する。肩関節中間位から外転90°とし，この肢位を保持

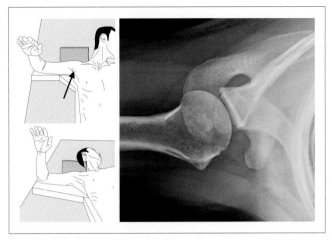

図6 軸位撮影法（standard axillary view・Lawrence法：外転90°）と画像の特徴
肩関節を中間位のまま外転することで，小結節が前方に投影され，後捻した骨頭を観察することができる。肩関節90°外転時の肩甲上腕リズムが，肩甲上腕関節と肩甲胸郭関節が2：1の角度であるため，正中線に対し下方から約30°で腋窩部に水平入射している。

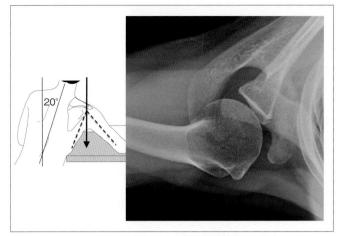

図7 軸位撮影法（座位外転60°）と画像の特徴
外転90°軸位撮影（図6）と比較すると，上腕骨以外は同様に描出されている。上腕骨は上腕骨解剖頸から小結節を明瞭に観察することができる。

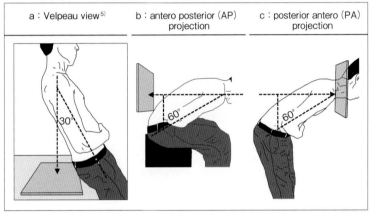

a：Velpeau view[5]　　b：antero posterior (AP) projection　　c：posterior antero (PA) projection

図8 Velpeau view とその変法
亀背や疼痛などで後屈困難な場合には，座位による撮影や前後方向・後前方向撮影などにより行うことができる。

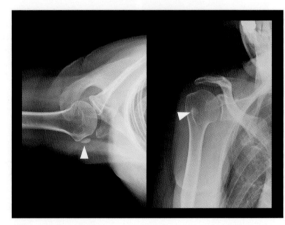

図9 肩甲下筋腱に生じた石灰化（石灰沈着性腱板炎）

したまま受像面に乗りかかるよう正中線を30°傾斜する。疼痛や拘縮などにより外転90°が困難な例では，外転60°として正中線を20°傾斜する（図7）。外転角や正中線の移動は，肩甲上腕リズムにより判断する。撮影台や椅子は，この体位や肢位が保持できる高さとする。

X線中心は，鎖骨遠位端から肩鎖関節とし，受像面に垂直入射する。

3) Velpeau view[5]（図8）

外転しない軸位撮影法の一つである。

体位は，撮影台に受像面を配置し，それを背にするよう立位とする。胸腰部を約30°伸展し体を反らす（図8 a）。変法として，①立位・座位にて背部を受像面に密着した状態からお辞儀をするように胸腰部屈曲（前屈）60°とする方法（図8 b）や，②立位にて受像面に向かい

胸腰部屈曲（前屈）60°とし，検側の肩の上前方を受像面に密着させる方法（c）などがある。また，側臥位にて行うことも可能である。肢位は，安楽な固定肢位（手掌を腹部につけた内旋位）にて行う。

X線中心は，肩甲上腕関節・受像面に垂直入射する。

［適応疾患と読影補助のポイント］

●非外傷性疾患

肩甲上腕関節の適合性を観察する。主に変形性関節症，上腕骨の前後を走行する腱板（小円筋腱・肩甲下筋腱）に生じる石灰化の有無などを観察する（図9）。

●外傷性疾患

上腕骨近位端骨折，肩甲上腕関節の脱臼・亜脱臼，Hill-Sachs lesions，肩甲骨骨折（関節窩骨折，体部骨折，烏

口突起骨折，肩峰骨折）などを観察する。AP viewやtrue AP view，true lateral viewで明らかな骨折や疼痛による可動域制限がある場合は，無理な外転を強制しない。また，術後の可動域制限がある場合も同様である。それでも必要な場合には，外転不要なVelpeau viewやその変法を選択する。

3. 肩鎖関節前後方向撮影

一般的にAC Joint view（acromioclavicular：AC）やZanca view[6,7]と呼ばれる撮影法である。

体位は，前額面を受像面と平行とした立位または座位を必須とする。X線中心は，左右胸鎖関節間の胸骨柄，下方から10°入射とする（図10）。肩鎖関節脱臼のRockwood分類[8]による評価では，健側との比較を行うため両側投影

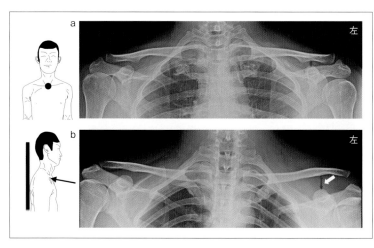

図10　肩鎖関節前後方向撮影と画像の特徴（症例）
a：正常画像。烏口鎖骨間距離は左右同等で、脱臼を認めない。
b：脱臼画像。左烏口鎖骨間距離が増大し、脱臼を認める（⇩）。

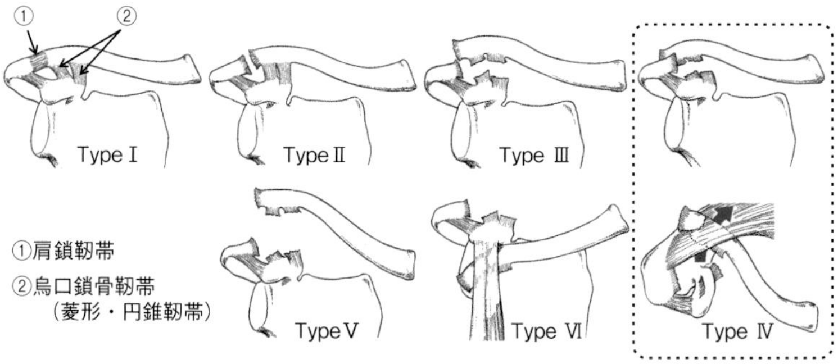

① ②

Type I　Type II　Type III

①肩鎖靭帯
②烏口鎖骨靭帯（菱形・円錐靭帯）

Type V　Type VI　Type IV

Type I：肩鎖関節の捻挫であり靭帯断裂はない（捻挫）。
Type II：肩鎖靭帯は断裂するが、烏口鎖骨靭帯は断裂しない（亜脱臼）。
Type III：肩鎖・烏口鎖骨靭帯ともに断裂し鎖骨は上方転位（脱臼）。
　　　　　烏口鎖骨間距離が健側に比べ25～100％増大。
　　　　　小児で鎖骨外側端が骨膜から転位。烏口鎖骨靭帯や肩鎖靭帯は骨膜に連続しpseudodislocation型。
Type IV：肩鎖・烏口鎖骨靭帯ともに断裂。鎖骨は後方転位（後方脱臼）。
Type V：Type III以上に上方転位、烏口鎖骨間距離は100～300％増大。
　　　　 一部僧帽筋と三角筋が剥離（高度脱臼）。
Type VI：肩鎖・烏口鎖骨靭帯ともに断裂。鎖骨は肩峰または烏口突起下へ下方転位（下方脱臼）。

図11　肩鎖関節脱臼のRockwood分類[8]
観血的治療の境界がType IIとIIIにあるため、正確な撮影と読影が求められる。

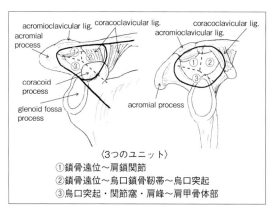

acromioclavicular lig.　coracoclavicular lig.　coracoclavicular lig.
acromial process　　　　　　　　　　　 acromioclavicular lig.
coracoid process
glenoid fossa process　　　　　acromial process

〈3つのユニット〉
①鎖骨遠位～肩鎖関節
②鎖骨遠位～烏口鎖骨靭帯～烏口突起
③烏口突起・関節窩・肩峰～肩甲骨体部

図12　肩上方懸垂複合体（the superior suspensory shoulder complex：SSSC）
肩鎖関節脱臼（Rockwood分類 Type III以降）では、3つのユニットのうち①と②が破綻するため不安定性が高度となる。

が必須となる（図11）。

　上肢を保持しての撮影は、肩複合体への牽引力が加わらないため、肩鎖関節脱臼を見落とす可能性がある。CTやMRI検査においても注意が必要である。

[適応疾患と読影補助のポイント]
　主に外傷性疾患で用いる。変形性肩鎖関節症などの非外傷性疾患では、肩複合体前後方向撮影により鑑別されることが多い。
●肩鎖関節脱臼において必須撮影法である。単独損傷以外では、烏口突起骨折の合併損傷として頻度が高く、肩上方懸垂複合体の破綻を考慮した撮影と読影が求められる。鎖骨遠位端骨折との鑑別が必要なことがある。
●肩鎖関節脱臼のRockwood分類は、烏口突起から鎖骨までの距離を計測し健側と比較する（図11、12）。Type IIの肩鎖靭帯の損傷（肩上方懸垂複合体ユニット①の損傷）までは安定性が保たれるが、Type IIIの肩鎖靭帯と烏口鎖骨靭帯の損傷（肩上方懸垂複合体ユニット①と②の損傷）以降は不安定性が高いため、治療方針の決定など注意が必要である。また、Type IVの後方脱臼は前後方向撮影のみでは鑑別困難な場合があるため、2方向目はtrue lateral scapula viewなどの撮影法も追加検討する。

4. 頭側斜位撮影

　一般的にAP tilt view（30°～60°）やposterior oblique 20-degree cephalic tilt view[9], [10]などが報告されているが、20°～30°を用いることが多い（図13）。
　体位は、前後方向撮影と同様である。X線中心は、肩甲上腕関節に下方から任意の角度で入射する。肩甲上腕関節・肩甲骨前後方向撮影の体位を用いることもある。鎖骨近位端や胸鎖関節の描出は、両側を投影するserendipity viewまたはRockwood view（40° cephalic tilt view）[6]を用いる。

[適応疾患と読影補助のポイント]
●烏口突起骨折や烏口突起を含む関節窩骨折（Ideberg分類[11] III以降）に有用な撮影法である。前後方向像より烏口突起基部が明瞭に描出できる。烏口突起骨折の合併損傷には、肩鎖関節脱臼、肩甲骨上角骨折、鎖骨遠位端骨折、肩峰骨折の頻度が高いた

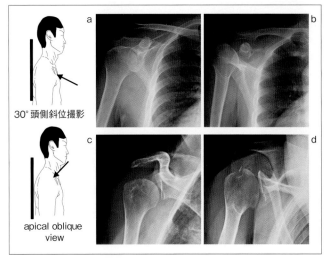

図13　30°頭側斜位撮影とapical oblique viewの画像の特徴（症例）
a：前後方向像
b：30°頭側斜位像
c：true AP craniocaudal 20°像
d：apical oblique像
a, bでは，肩鎖関節脱臼と烏口突起骨折を認める。
c, dは，外傷性肩関節前方脱臼整復後。apical oblique撮影により，骨頭後方のHill-Sachs lesionと関節窩前下方の骨性Bankart lesionが明瞭に描出されている。

め，照射野の範囲を考慮する。
● Rockwood viewは胸鎖関節脱臼や鎖骨近位端骨折に有用であり，前方脱臼では鎖骨近位端が健側より上方に，後方脱臼では下方に描出される。

5. Apical oblique view

　報告者の名前を用いGarth view[12]とも呼ばれる撮影法である。

　体位は，肩甲上腕関節・肩甲骨前後方向撮影と同様である。肢位は，掌を腹部につけた内旋位とする。X線中心は，肩甲上腕関節に45°頭尾方向入射する（図13）。座位による撮影が困難な場合には，臥位による方法もある。

[適応疾患と読影補助のポイント]
● 関節窩骨折や肩関節脱臼などによる骨折を疑う場合に有用である。前方脱臼時に生じる関節窩前下方の骨折（骨性Bankart lesion）やHill-Sachs lesion，脱臼方向の確認などに用いる。この関節窩骨欠損とHill-Sachs lesion

は，双極性損傷（bipolar lesion）と呼ばれ，その詳細な評価にはCTやMRIが必要である。関節窩骨折Ideberg分類では，関節窩前下方の骨折であるⅠaに有用である。
● 鎖骨骨折や肩甲骨骨折（体部・肩甲棘），肋骨骨折，上腕骨骨折にも有用であるとの報告もある。

まとめ

　肩複合体の外傷性疾患の基本撮影法は，外傷シリーズと呼ばれる3方向（前後・側面・軸位）撮影であるが，前後方向は，前後方向撮影（AP view）と肩甲上腕関節・肩甲骨前後方向撮影（true AP view）を撮影する。側面撮影は，true AP viewの90°転換像となるtrue lateral scapula viewを用いる。軸位撮影は，激しい疼痛が生じる恐れのある場合，被検者負担が大きい撮影は避ける。それでも軸位撮影の指示がある場

合，外転しないVelpeau撮影などを行う。そのほか，補助的撮影法として烏口突起骨折では下方から20°～30°で入射する頭側斜位撮影，外傷性肩関節前方脱臼では骨性Bankart lesionやHill-Sachs lesionのためのapical oblique viewが有用である。肩鎖・胸鎖関節では両側を投影し，健側と比較読影が可能な撮影法が必須である。

　非外傷性疾患の基本撮影法は，肩甲上腕関節肩峰下前後方向撮影（true AP craniocaudal）やsupraspinatus outlet viewも用いる。これらの撮影法は，頭尾方向入射により肩峰のsourcil signや骨棘形成，肩峰下腔が明瞭になる。軸位撮影は，外転90°にて行うstandard axillary viewなどを選択する。石灰沈着性腱板炎などで激しい疼痛や拘縮などにより外転が困難な例では，軽度外転または外転しない撮影法を用いる。

● 参考文献
1）Neer, C.S.II, Poppen, N.K. : Supraspinatus outlet. Orthop. Trans., 11 : 234, 1987.
2）Hyvönen, P., et al. : Supraspinatus outlet view in the diagnosis of stages Ⅱ and Ⅲ impingement syndrome. Acta Radiol., 42（5）: 441-446, 2001.
3）Morrison, D., Bigliani, L. : The clinical significance of variations in acromial morphology. Orthop. Trans., 11 : 234, 1987.
4）Lawrence, W.S. : A new position in radiographing the shoulder joint. Am. J. Roentgenol., 2 : 728-730, 1915.
5）Bloom, M.H., Obata, W.G. : Diagnosis of

posterior dislocation of the shoulder with use of the Velpeau axillary and angle-up roentgenographic views. J. Bone Joint Surg., 49A : 943-949, 1967.
6）Rockwood, C.A., Green, D.P. : Fractures, 3 vols, 2nd ed. Lippincott, Philadelphia, 1984.
7）Ganz, R., Noesberger, B. : Treatment of scapular fractures. Hefte Unfallheikd, 126 : 59-62, 1975.
8）Rockwood, C.A. Jr., et al. : Disorders of the acromioclavicular joint. The Shoulder, W.B. Saunders, Philadelphia, 413-476, 1990.
9）Goss, T.P. : Fractures of the scapula : Diagnosis and treatment. Rockwood, C.A., Matsen,

F.A., Wirth, M.A., et al., ed. : The Shoulder. Saunders-Elsevier, Philadelphia, 413-454, 2004.
10）Goldberg, R.P., Vicks, B. : Oblique angle view for coracoid fractures. Skeletal Radiol., 9 : 195-197, 1983.
11）Ideberg, R. : Fractures of the scapula involving the glenoid fossa. Bateman, J.E., Welsh, R.P., ed. : Surgery of the shoulder. Decker, Philadelphia, 63-66, 1984.
12）Garth, W.P.Jr., et al : Roentgenographic demonstration of instability of the shoulder : The apical oblique projection. J. Bone Joint Surg. Am., 66 : 1450-1453, 1984.

X線防護衣のお話
—X線防護衣を安全に使用するには（1）—

粟井 一夫　榊原記念財団旧病院開発準備室顧問
（前・日本心臓血圧研究振興会附属榊原記念病院放射線科副部長）

身体を透過した目に見えないX線は，蛍光板に入射すると蛍光作用によって波長の長い光線に変換され，さまざまな物質の吸収差によって身体各部が可視化されます。蛍光板で描出される画像は，微細な構造を観察するにはX線フィルムに劣りますが，心臓，食道，胃，腸などの運動する臓器の観察には非常に有用な手段です。X線が発見されて間もないころ，専門的な写真技術が必要なX線撮影に比べて，X線透視（以下，透視）は比較的容易に行えたので，有用性が認められ早くから利用されていました。透視を行う時，術者は患者の側で装置を操作する必要があったため，X線防護衣（以下，防護衣）の着用が必須でした。その後，Image Intensifier (I.I.) が開発され，画質と操作性が飛躍的に向上するとともに，被ばく線量の低減が図れたため透視の利用が大幅に広がりました。1970年代後半になると，透視によるinterventional radiology (IVR) が開発され，低侵襲であることから1980年代になって広く普及し，防護衣の使用が増加しました。その結果，防護衣の破損が散見されるようになりました（図1）。今回は，防護衣の保守点検・管理に関するお話です。

防護衣遮蔽シート脱落事故の概要と背景

IVRは，通常の消化管透視検査と比較して検査時間が長くなる傾向にあるだけでなく，防護衣の上に清潔な術衣を着用するため，人体から放出された汗などの水分が人体と防護衣の間に閉じ込められて臭いや汚れの原因になるほか，防護衣劣化の要因にもなります。このように，防護衣の使用環境が大きく変化したにもかかわらず，医療現場の防護衣に対する認識は，消化管透視検査に着用する場合と同じでした。そのような中，1999年に防護衣の遮蔽シートが脱落し，その防護衣を着用していた従事者が線量限度以内ではあるものの，通常よりも多いX線に曝されるという事例が発生しました（図2）。1999年7月21日の朝日新聞大阪版夕刊にて報道されるなど大きな問題に発展し，1999（平成11）年12月2日付で労働省（現・厚生労働省）労働基準局安全衛生部長名にて全国の医療関係団体代表者宛に「放射線防護用具の適正な管理等について」と題した通達（表1）が出され，関係機関に周知されました。また，日本放射線技術学会は，当該施設による事故の概要報告と，関連メーカによる不具合報告とを併せた「診断用X線防護衣管理に関する指針（2000.4）」を提示して，会員施設への啓発に努めました。これらの通知と指針に共通していたものは防護衣管理の徹底であり，特に透視を用いた点検の重要性が強調されました。また，当該防護衣が1995年に購入された比較的新しいものであったことは，その当時の医療現場が持っていた"通常の保管状態が維持されている防護衣は，10年程度は安全

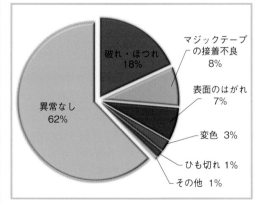

図1　防護衣の目視点検による不具合状況
近畿地区国立病院・療養所33施設で使用されていた574枚の防護衣を目視点検しました。
（1989年実施：文献1）参照）

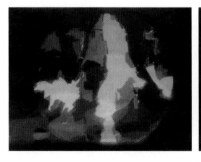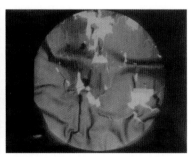

図2　破損した防護衣のX線画像
（文献2）より許可を得て転載）

表1　労働省（現・厚生労働省）からの通知

<table>
<tr><td colspan="2">

（医療関係団体代表者）殿

基案発第37号
平成11年12月2日

労働省労働基準局安全衛生部長
下田　智久

</td></tr>
</table>

放射線防護用具の適正な管理等について

安全衛生行政の推進につきましては，平素より格段のご協力を賜り厚く御礼申し上げます。

特に，医療分野における放射線の安全な取扱いにつきましては，種々ご配慮いただいているところと存じます。

さて，医療の中でも放射線治療の分野におきましては，エックス線透視等の被ばく線量の高い作業（以下「透視作業等」という。）があることから，このような作業におきましては労働者を放射線から防護する上で放射線防護用保護具が不可欠なものであり，透視作業等において労働者の被ばく管理を適正に行うには放射線防護用保護具の有効性の保持と適正な使用が前提となることはいうまでもありません。

ところが，今般，放射線治療を行う医療機関において，別紙のとおり，欠陥のある放射線防護前掛けを使用したことによる異常被ばく事例が発生したところです。

本事例の直接的な原因は，製造段階での不具合よるものであり，これにつきましては既にメーカが欠陥の可能性のあるロットの自主回収を行ったところですが，このような欠陥がなくても使用状況や経年劣化による遮蔽材の剥離，脱落等による遮蔽機能の低下は起こり得るものであり，透視作業等を安全に行う上で放射線防護用保護具の機能の有効性の確認は，その適正な使用と両輪をなすものであります。また，本事例では，作業者のうち1名がフィルムバッジを装着していなかったという問題も明らかになっています。

つきましては，貴会会員に対し，下記の事項に留意の上，透視作業等における放射線防護用保護具の適正な使用・管理及び放射線測定用具の装着の徹底を図っていただくようお願いいたします。

記

1　放射線防護用保護具の適正な管理

放射線防護前掛け等の放射線防護用保護具については，管理責任者を定め，専用ハンガーに掛ける等，損傷のおそれのない方法により保管するほか，メーカから示された取扱上の注意事項を参照して，定期的に透視を行う等によりその機能の有効性の確認を行うとともに，メーカから示された耐用年数を経過したものや損傷等により機能が著しく低下したものについては廃棄すること。

2　放射線防護用保護具の適正な使用

透視作業等に際しては，日本工業規格に適合している等有効性が確認されている放射線防護用保護具を使用させること。

3　放射線測定用具の適正な装着

適正な被ばく管理を行うためには，フィルムバッジ等の放射線測定用具の適正な位置への装着による個人被ばく線量の測定が電離放射線障害防止規則第8条により義務付けられているにもかかわらず，別紙の異常被ばく事例においては，最も被ばく線量の高い者がフィルムバッジを装着していなかったために被ばく線量が推計値のものとならざるを得なかったか，別紙の事例以外にも放射線防護用保護具の外側にフィルムバッジを装着したために結果として真の被ばく線量が不明となった事例等，放射線防護用保護具の使用に際しての放射線測定用具の不適正な装着事例が散見されるので，透視作業等に際しては同条に定められたとおり，放射線測定用具を適正な位置に確実に装着させること。

4　作業者の被ばく線量に異常が認められた場合の措置

透視作業等に従事する作業者の被ばく線量に異常が認められた場合は，その原因の究明に当たっては，作業条件，作業時間及び作業方法について確認するとともに，放射線防護用保護具の異常の有無についても確認すること。

別紙

医療機関における欠陥保護具による異常被ばく事例

1　発生時期

平成10年2月～平成11年4月

2　発生事業場

A法人B病院（大阪府堺市）

3　事例の概要

(1) 平成11年3月10日，B病院の放射線科部長が，放射線治療に従事している労働者の個人被ばく線量の測定結果報告書を確認した際に，通常の作業条件では被ばく線量が検出されない看護婦にわずかながら被ばく線量が検出されていることに気付いた。（月0.1mSv～0.9mSv）

(2) このため，関係者に対する事情聴取その他の調査を実施した結果，4月22日にこれらの労働者が放射線治療の際に使用していた3着の放射線防護前掛け（プロテクタ）（平成7年1月購入）の遮蔽材の含鉛ゴムの脱落が判明したので，これらのプロテクタを回収し，使用禁止とした。

(3) これらの欠陥が認められたプロテクタを使用していた労働者の被ばく線量及び当該プロテクタの使用期間は下記4のとおりで，このうち，最も被ばく線量の高いCは，フィルムバッジを装着していなかったため推計値となっている。

(4) 欠陥の原因は，遮蔽材製造工場における不具合によるもので，この事例を受けてメーカが欠陥の可能性のあるロットについて自主回収を行った。

4　異常被ばくを受けた労働者及び被ばく線量

C（医師）　　26.5mSv（平成10年2月～平成11年4月）
D（看護婦）　1.4mSv（平成10年2月～平成11年4月）
E（同）　　　2.1mSv（平成10年11月～平成11年4月）
F（同）　　　0.4mSv（平成10年11月～平成11年3月）

（注）Cは，フィルムバッジを装着していなかったので推計値。

に使用できるだろう"という認識を覆すものでした。さらに，不具合が生じた防護衣の中に新しい素材のものが含まれていたことも驚きの一つであり，保守点検の重要性を気づかせてくれる出来事でした。

日本産業規格と防護衣の保守管理

わが国における防護衣関連の産業規格（Japanese Industrial Standards：JIS）に，製品の取り扱いに関する注意事項を添付することが規定されたのは1980年に改正されたZ4803からです。そこでは，「表面に使用している素材名及び消毒・清拭の方法並びに注意事項」と「保管上の注意事項」の2項目に関する書類を添付することが規定されました（表2）。その後，1991年に改正されたZ4803でも「表面の消毒・清拭の方法並びに注意事項」と「保管上の注意事項」を添付することが継承され，2000年に制定されたZ4831では，「防護衣の性能維持のために使用者が行う定期検査および頻度」という項目が新たに規定されました。また，材料の適合条件にも「接触する防護用具表面と裏面とは，洗浄と消毒に適していなければならない」が新たに規定されました。

2016年に制定されたT61331-3においては，項目は変わらないものの，すべての項目に「推奨事項」という文言が付け加えられました。

① 不使用時の保管についての推奨事項

② 清掃及び消毒の方法及び材料についての推奨事項

③ 減弱特性の維持を検証するために操作者が行う定期検査の方法及び頻度についての推奨事項

④ この規格への適合についての詳細事項

JISは，さまざまな製品の形状や寸法，加工技術などについて標準化を図ること

表2　防護衣にかかわる日本産業規格―管理・日常点検―

名　称	制定・改正・廃止	対応国際規格	内　容
X線防護前掛	制定 1955/03/08		
	改正 1958/03/03		
	改正 1978/04/01		規定なし
	改正 1980/05/01		防護衣の添付書類への記載項目 ①表面に使用している素材名及び消毒・清拭の方法並びに注意事項 ②保管上の注意事項
	改正 1991/08/01		取扱説明書の記載項目 ①防護衣表面の消毒・清拭の方法
	廃止 2000/09/25		②防護衣表面の消毒・清拭を行う場合の注意事項 保管上の注意事項
診断用X線防護用具	制定 2000/09/25	IEC 61331-3 1998	取扱説明書の記載項目 ①防護衣の使用上の注意事項 ②防護衣表面の消毒・清拭の方法および注意事項 ③防護衣の保管上の注意事項 ④防護衣の性能維持のために使用者が行う定期検査および頻度 材料 　接触する防護用具表面と裏面とは，洗浄と消毒に適していなければならない。
	廃止 2016/05/01		
診断用X線に対する防護用具―第3部防護衣，防護眼鏡及び患者用防護具	制定 2016/05/01	IEC 61331-3: 2014 (MOD)	附属文書への記載項目 ①不使用時の保管についての推奨事項 ②清掃及び消毒の方法及び材料についての推奨事項 ③減弱特性の維持を検証するために操作者が行う定期検査の方法及び頻度についての推奨事項 ④この規格への適合についての詳細事項 清掃 　防護用具の手の届く表面及び内面は，全て清掃及び消毒に適していなければならない。

表3　最近の防護衣添付文書の記載内容
〔マエダ，保科製作所，シーマン，アドエッグ，スター・プロダクト，フレア，Jpiジャパンの製品添付文書より抜粋（順不同）〕

メーカ	保管方法	消毒・清拭	日常点検	定期点検	有効期間
A	専用のハンガー等にかけて保管	消毒用アルコールで清拭	始業，終業時に目視，触覚等による点検を行うこと	半年に1回以上の透視による検査を実施	記載なし
B	専用のハンガー等にかけて保管	消毒用アルコールで清拭	始業，終業時に目視，触覚等による点検を行うこと	半年に1回以上の透視/撮影による検査を実施	X線防護材料に損傷をきたすまで
C	ハンガー，スタンド等を使用して保管	医療用消毒剤（アルコール20%以下）で布地を清拭	始業，終業時に目視，触覚等による点検を行うこと	半年に1回以上の透視/撮影による検査を実施	記載なし
D	ハンガーなどに折り曲げずかけて保管	専用洗浄剤で清拭	・目視，触覚による点検を行うこと ・使用後は，専用洗浄剤にて清掃を行うこと	定期的なX線検査の記載なし	記載なし
E	専用ハンガー/ラックにかけて保管	70%イソプロピルアルコールを浸した清潔な布で表面を清拭	視覚・触覚検査により，異常の有無を確認	定期的なX線検査の記載なし	記載なし
F	長期保管の際はハンガーにかけて保管	記載なし	〈使用者による保守点検〉外観に傷やひび割れなどの異常が無いことを確認	〈業者による保守点検〉外観に傷やひび割れなどの異常が無いことを確認	記載なし
G	専用ハンガー/ラックにかけて保管	記載なし	目視，触覚等により点検を行うこと	半年に1回以上の透視/撮影による検査を実施	X線防護材料に損傷をきたすまで

で，互換性や品質の確保，安全性の確保，ひいては生産効率の向上を目的としたものですが，近年は防護衣のJISに見られるような使用時の安全性を維持するための品質管理についても規定される方向にあるようです。

最近の添付文書の記載内容

　医薬品や医療機器には，必要な注意などが記載された文書の添付が義務づけられています。いわゆる「添付文書」ですが，そこには製品を使用する時の注意や警告が記載されており，製品の安全使用において重要な文書です。**表3**は，現在販売されている防護衣の中から，いくつかのメーカが製造している製品の添付文書に記載されている管理に関する内容を抜粋したものです。

・保管方法：すべてのメーカが，使用後はたたんだり積み重ねたりすることなく，ハンガーなどに吊して保管することを明記していました。**図3**は防護衣の正しい保管例で，使用後はハンガーやラックに規則正しく吊り下げて保管

します。一方，**図4**は間違った保管例です。**図4 a～c**は，折りたたんだ上に積み重ねて1年間保管していた防護衣の遮蔽シートの状況を示しています。長期間にわたってたたまれていた防護衣（**図4 a**）には，折りたたみによってたるみが生じています（**図4 b**）。折りたたまれた部分の遮蔽シートに亀裂が生じて隙間があることが，透視画像および遮蔽シートの目視画像によって観察されています（**図4 c**）。遮蔽シートは繰り返して折り曲げられると損傷の

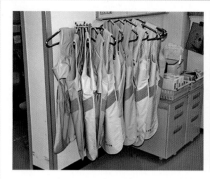
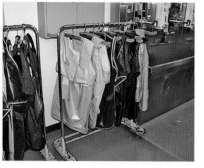

図3　防護衣の正しい保管例
ハンガーやラックなどを用いて，吊り下げて保管します。

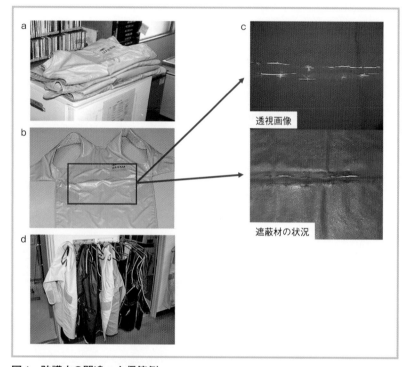

透視画像

遮蔽材の状況

図4　防護衣の間違った保管例
a：防護衣をたたんで保管
b：aの防護衣を開いたところ（折り曲げた部分にたるみが生じています）
c：1年後の透視画像と遮蔽シートの目視画像
d：ハンガーを使用しても，乱雑に扱うと被覆シートが破れたり，遮蔽材破損の原因となります。

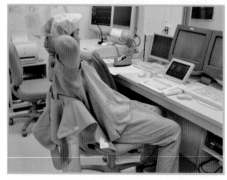

図5　防護衣の間違った使用方法
背中の防護衣が泣いています。

原因となりますから，注意する必要があります。また，ハンガーやラックに吊り下げて保管しても，**図4 d**のように乱雑に取り扱うと被覆シートが破れ

たり，遮蔽シートが破損したりする原因になります。血管撮影室では，時折**図5**のような光景を見かけますが，脱いだ防護衣を椅子に掛けてその上に座

ると被覆シートが破れたり，遮蔽シートを損傷したりすることがあります。このように，防護衣は保管だけでなく使用中にも注意を払う必要があります。

・日常点検：始業前／終業後に行う点検では，目視で外観の健常性を確認します。被覆シートを清拭する場合は，消毒用アルコールの使用が勧められています。市販されている消毒液の中には被覆シートを傷めるものもあることから，専用の洗浄剤を準備しているメーカもあります。

・定期点検：今回調べた7社製品中4つの製品では半年ごとのX線による透視検査の実施を明記していましたが，3製品にはX線による点検について記載されていませんでした。製品に添付されている取扱説明書に記載されているのかもしれません。

・有効期間：医薬品や医療機器は，添付文書に有効期間（医療機器では耐用期間）を記載することが義務づけられています。前述した遮蔽シート脱落事例が発生するまでの間，防護衣の耐用年数を決めて運用管理している施設はほとんどなく，10年を超えて使用されている防護衣も多数見受けられたことから（**図6**），防護衣も添付文書に耐用期間を記載することが検討されました。しかしながら，固定して使用される医療機器と異なり，防護衣は不特定多数の従事者が使用することや，使用状態や時間が一定でなく，防護衣個別の使用時間を積算できないことなどから，現在の添付文書に具体的な耐用期間の記載はありません。それだけに，使用者による日常の保守点検や定期的なX線による点検が重要となります。

　中には，防護衣に「保証書」（**図7**）を添付しているメーカがあります。正しく使用しているにもかかわらず，購入から一定の期間（このメーカは1年以内）に縫製のほつれ，遮蔽シートの破損などの不具合が生じた場合は，製品の状態に応じて無償修理もしくは交換を行うというものです。防護衣に注意を注いでもらう方法の一つでしょう。

◎

　今回は，防護衣の安全文化構築の過程についてお話ししました。防護衣を安

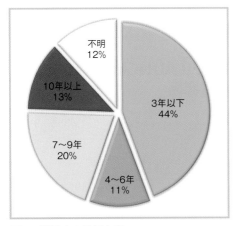

図6　防護衣の使用年数
近畿地区国立病院・療養所33施設で使用されていた防護衣574枚の使用年数です。
（1989年調査：文献1）参照）

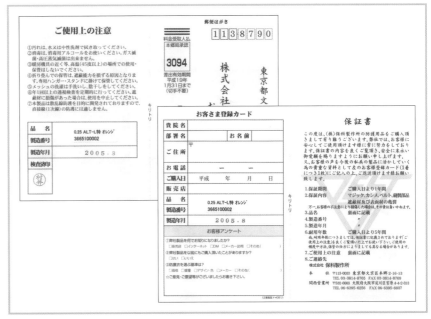

図7　防護衣に添付されている保証書（保科製作所）
購入から1年以内に正しい使用状況において生じた不具合に対して，状況に応じた修理・交換を行うことが明記されています（図は2005年8月に製造された防護衣に添付されていたものです）。

全に使用するためには，取扱説明書の内容に沿った使用方法を順守するのはもちろんですが，日常点検や保管など一般の医療機器と同様の取り扱いを心がける必要があります。医療機器であれば使用期限（耐用期間）があることは自明ですが，防護衣は使用状況によって耐用期間に幅が生じることから，それぞれの施設において定期点検を施行し，修理可能な個所は補修するなどして防護能力の維持に努めることが重要です。次回は，施設における具体的な点検方法についてお話しします。

●参考文献
1) 粟井一夫：近畿管内国立病院・療養所におけるプロテクタの品質管理. 日本放射線技術学会雑誌, 46（2）：194, 1990.
2) 日本放射線技術学会防護分科会：診断用X線防護衣管理に関する指針（2000.4）. 日本放射線技術学会雑誌, 56（4）：556-557, 2000.
3) 豊永幸利：診断用X線防護衣の破損事故による職員の被曝. 日本放射線技術学会雑誌, 56（4）：552-555, 2000.
4) 保科昌弘：診断用X線防護衣の不具合発生状況とその対応について. 日本放射線技術学会雑誌, 56（4）：555, 2000.
5) 日本工業規格 JIS Z 4803-1980　X線防護前掛
6) 日本工業規格 JIS Z 4803-1991　X線防護前掛
7) 日本工業規格 JIS Z 4831-2000　診断用X線防護用具
8) 日本工業規格 JIS T61331-3　診断用X線に対する防護用具－第3部：防護衣，防護眼鏡及び患者用防護具（2016）.
9) 粟井一夫，青木雄二，伊藤敏夫，他：最近のX線診断領域における従事者の被曝の問題点と防護衣の在り方検討班報告. 日本放射線技術学会雑誌, 54（5）：687-696, 1998.

粟井　一夫　（Awai Kazuo）

1979年 新潟大学医療技術短期大学部診療放射線技術学科卒業。同年，国立循環器病センター（現・国立循環器病研究センター）放射線診療部に入職，心臓カテーテル室脳血管部門主任，ガンマナイフ照射室主任（併任）などを歴任。2005年 国立病院機構京都病院副技師長，2008年 国立病院機構福井病院（現・国立病院機構敦賀医療センター）技師長，2011年 公益財団法人日本心臓血圧研究振興会附属榊原記念病院などを経て，2021年4月より公益財団法人榊原記念財団（旧・日本心臓血圧研究振興会）旧病院開発準備室顧問。

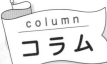

―働き方改革に貢献する防護衣―

防護衣の品質は従事者の放射線防護に直接影響を及ぼすため，定期的に透視検査を含む点検を実施することが推奨されています。また，多くのメーカも透視を用いた点検の必要性を添付文書に記載していますが，透視を用いた点検には時間を要するため，医療現場の負担になることが推察されます。通常は被覆シートで覆われて目視できない内部の遮蔽シートを目視確認できるようにした製品（**図8**）が販売されています。防護衣の前面もしくは裏面のどちらか一方に透明な被覆シート（スケルトンシート）を使用することで，目視を可能にしています。小さなピンホールや遮蔽シートを複数枚合わせて使用している場合は破損を見落とす可能性があるため，透視点検が不要になるわけではありませんが，日常使用時の安全確認には十分であり，省力化の一法として有効な製品です。

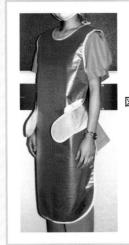

図8　内部遮蔽シートを目視できる防護衣（マエダ）
防護衣の前面もしくは裏面に透明な被覆シート（スケルトンシート）を使用することで，遮蔽シートの目視確認を可能にしています。図の防護衣は，前面にスケルトンシートを使用したもので，既存防護衣にオプション設定されています。

フィリップス・ジャパン
外科用Cアーム「Zenition」シリーズに
FPD搭載の2製品を拡充

Zenition 10 　　Zenition 30

◆ 問い合わせ先
(株) フィリップス・ジャパン
TEL 0120-556-494
www.philips.co.jp/healthcare

　(株) フィリップス・ジャパンは，移動式X線撮影装置「Zenition」シリーズにFPD搭載のエントリーモデル「Zenition 10」と上位機種「Zenition 30」を拡充した。両製品は，症例ごとに最適な画質と線量を調整しプリセットした「Japan Craft IQ」をデフォルトで搭載する。また，「Philips MetalSmart」ソフトウエアを搭載，メタルアーチファクトを抑え，適切な画像を提供する。Cアームの奥行は73cm，アンギュレーションはZenition 10は最大150°，Zenition 30は最大156°と柔軟性に優れ，患者を動かすことなく迅速かつ簡単にポジショニングでき，作業効率を向上して幅広い外科的処置に対応する。検査・ユーザー別設定を容易に呼び出し可能なユーザープロファイル機能も搭載し，DSA撮影や小児患者向け超低線量モードをオプションで選択できる。さらに，Zenition 30はタッチスクリーンモニタや同社製外科用Cアームでは初の電磁ロックブレーキを採用した。

大林製作所
IVR対応テーブル「LAUNCHER」を
リニューアルして発売

◆ 問い合わせ先
(株) 大林製作所
TEL 048-222-3800
＊製品ページ
http://www.obayashi-mfg.co.jp/LAUN/LAUNCHER.html

　(株) 大林製作所は，IVR対応テーブル「LAUNCHER」をリニューアルして発売した。患者にやさしいソフトベッドのコンパクトな本体設計を採用。最大透視可能エリア1660mmのCFRP天板を標準装備するほか，着脱が容易な延長天板をオプションで備える。手動式フローティング天板のため，昇降やフローティングを片手で操作可能なコントロールグリップを標準装備し，撮影ポジションを容易に調整可能。ボタンまたはフットスイッチを放すだけで確実に天板をロック（電磁式）できる。また，挟み込み防止システムを搭載し，昇降中に異物が挟まれると自動的に昇降停止する。さらに，散乱線から防護するアンダープロテクションを装備する（オプション）ほか，左右1か所ずつにアクセサリーレールを設置し，イルリガートルハンガやハンドスイッチ，他社製Cアームのリモコンなども取り付け可能。大型自立キャスターと独立ロックの併用により，微細な移動も楽に行える。

United Imaging Healthcare Japan
高感度，高分解能PET/CT
「uMI Panorama」を発売

◆ 問い合わせ先
United Imaging Healthcare Japan (株)
TEL 03-6868-3324
https://ja.united-imaging.com/

　United Imaging Healthcare Japan (株) は，PET/CT「uMI Panorama」を発売した。従来装置と同様に2.76mm×2.76mmのLYSOクリスタルにより高空間分解能を維持しつつ，TOF時間分解能を向上，実効感度143cps/kBqを実現した。ボアサイズは76cm，Axial FOVは35cmで全肺をベッド移動せず撮像でき，スループットや呼吸同期の精度向上も期待される。また，0.25秒でスキャンが可能な高性能160スライスCTを採用した。人工知能 (AI) 応用画像再構成技術「uEXCEL DPR」では，同社の全身用PET/CT「uEXPLORER」の高画質データをトレーニングに使用。AIを用いたスキャンナビゲーションシステム「uAI Vision」は，3Dカメラで各部位を認識し，選択したプロトコールに応じて1クリックでスカウトスキャン範囲や位置決めを行う。さらに，「Auto Planbox」では，CTのスキャンレンジや再構成レンジ，PETのスキャンレンジなどを最適化する。

エルピクセル
医用画像解析ソフトウエア
「EIRL Chest Nodule」がIDATEN制度を活用し
検出感度を向上させた新モデルをリリース

◆ 問い合わせ先
エルピクセル (株)
営業本部
TEL 03-6259-1713
E-mail eirl-cs@lpixel.net
https://marketing.eirl.ai/ja/contact/

　エルピクセル (株) は，胸部X線画像から肺結節候補域を検出し，診断支援を行う医用画像解析ソフトウエア「EIRL Chest Nodule」について，検出感度を向上させた新モデルを2023年8月21日に発売した。本モデルは，医療機器の特性に応じた変更計画の事前確認制度であるIDATEN制度を活用し，変更計画の確認完了を受けてバージョンアップされたものとなる。同ソフトウエアを使用しない読影試験での放射線科専門医9名，非専門医9名の肺結節候補域の平均感度は，それぞれ47.1%，43.78%であった。一方，新モデルにおける肺結節候補域の検出感度は，旧モデルと比較して4.1ポイント向上し，78.4%に改善された。サイズ別の評価では，5mm以上15mm未満の小結節での検出感度が9ポイント向上し，63.6%となった。同ソフトウエアは，2020年8月に深層学習を活用したプログラム医療機器として医療機器製造販売承認を取得，発売した。

キヤノン
医療現場向け
カメラ画像支援ソリューションを発売

◆ 問い合わせ先
キヤノンITSメディカル（株）
ヘルスケアIT事業部第四ソリューション本部営業部
TEL 03-6719-7114
＊受付時間：平日9時00分〜17時00分

　キヤノン（株）は，医療現場向け「カメラ画像支援ソリューション」を2023年9月7日に発売した。機動性に優れたコンパクトデジタルカメラタイプと，用途に応じてレンズ交換が可能なミラーレスカメラタイプの2種類の専用カメラを選択でき，高画質で，室内でもノイズの少ない鮮明な画像を撮影できる。受診票や撮影者の職員証などに記載されたバーコードをカメラで読み取り，撮影した画像と患者・撮影者情報をカメラ内で正確に紐付けできるほか，紐付け完了データをカメラから即時に電子カルテや画像ファイリングシステムなどの院内システムにワイヤレス転送でき，画像管理の作業負担の低減を実現する。専用カメラ以外で撮影した画像も，別売のPC向け「クライアントソフトウエア」で患者情報の紐付け作業を容易に行い，病院内システムと連携可能である。なお，同製品は画像記録を目的とし，画像の人工知能（AI）解析などの機能はない。

アドバンスト・メディア
医療向けAI音声認識ワークシェアリング
サービス「AmiVoice iNote」を
岡山中央病院のリハビリテーション部が導入

◆ 問い合わせ先
（株）アドバンスト・メディア
医療事業部
E-mail medical@advanced-media.co.jp

　（株）アドバンスト・メディアは，同社の医療向け音声認識ワークシェアリングサービス「AmiVoice iNote」が2021年3月に社会医療法人鴻仁会岡山中央病院リハビリテーション部に導入され，リハビリ記録作業を短縮，残業時間削減が実現したと発表した。同サービスはモバイル端末から音声入力ができるため，隙間時間を活用してリハビリ記録の入力作業を場所を問わず行うことができる。リハビリ記録作成や電子カルテ入力に要する時間は，導入前の5分18秒から導入後は3分8秒と約40％短縮。職員同士の情報共有や連携が強化されたほか，リハビリや患者ケアに時間を割けるようになり，患者の満足度向上にもつながった。さらに，コロナ禍の面会制限下で患者家族に同サービス搭載のカメラや動画機能でリハビリの様子を共有できたほか，入院時と退院前のリハビリの効果測定を行い，患者自身がリハビリの進捗を客観的に確認でき，職員間での情報共有にも有用であった。

エドワーズライフサイエンス
術中低血圧の発生可能性を予測する
モニタリングシステム「Acumen HPI」を発売

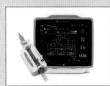

◆ 問い合わせ先
エドワーズライフサイエンス（株）
https://www.edwards.com/jp/

　エドワーズライフサイエンス（株）は，血行動態の新モニタリングシステム「Acumen Hypotension Prediction Index（HPI）」を2023年9月8日に発売した。非心臓手術中に発生する低血圧（平均動脈圧が65mmHg未満である状態が1分間以上続くことと定義）の可能性を医師に知らせる予測機能を用いたもの。1億3000万の心周期データから機械学習を用いて開発した低血圧予測アルゴリズムを用いて，患者の身体的特性と末梢動脈圧波形情報から低血圧発生の可能性を指数としてモニタに表示する。また，患者の循環の状態を示すそのほかの血行動態情報もリアルタイムにモニタリングし，関連する血行動態パラメータにより低血圧の原因を示唆する。治療の意思決定の支援やより早期の情報提供を可能にし，非心臓手術中の低血圧時間と頻度の減少に貢献する。同システムの利用には，同社製モニタと患者の末梢動脈圧波形情報を得るための専用センサ「Acumen IQセンサ」が必要。

GEヘルスケア・ジャパン
BKメディカル社製汎用超音波診断装置の
販売を開始し外科治療領域にビジネスを拡大

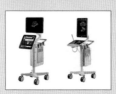

◆ 問い合わせ先
GEヘルスケア・ジャパン（株）
コーポレート コミュニケーション
TEL 0120-202-021
https://www.gehealthcare.co.jp/

　GEヘルスケア・ジャパン（株）は，2021年12月に買収を完了したBKメディカル社製汎用超音波診断装置「bkActiv」と「bkSpecto」を2023年8月31日に発売した。両製品は，外科手術・治療を見える化するActive Imagingをコンセプトに開発され，高精度の手術・治療への貢献をめざす。外科手術・治療にフィットするハードウエアデザインを採用したほか，高精度の手術・治療を支援する術中穿刺，術中造影検査，過去検査/術前検査との比較機能などを搭載する。低侵襲性の外科手術のニーズ増加に応え，高画質で走査しやすい内視鏡手術用やロボット支援手術用トランスデューサを開発し，開腹手術，泌尿器科や直腸肛門領域の専門性の高いトランスデューサを実現。経直腸式穿刺・経会陰式穿刺ガイドも準備している。今回のBKメディカル社製装置の発売により，GEヘルスケア・ジャパンは画像診断分野から外科治療領域へとビジネスを拡大する。

月刊
インナービジョン 電子版

App Storeから
「インナービジョン」で検索

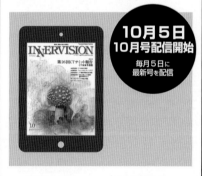

配信中!!

iPad, iPhoneのApp Storeから
アプリをダウンロードして閲覧していた
だけます。
誌面レイアウトそのままに，タブレット
やスマホでいつでも，どこでも読むこと
ができます。
より詳しい情報は，誌面から動画や
サイトにダイレクトにリンク。
インナービジョン・アプリで，実際の
誌面をぜひ"お試し"ください。

10月5日
10月号配信開始
毎月5日に
最新号を配信

インナービジョンなど
弊社刊行物のご注文・お申し込みは，
インナビネットへ。

http://www.innervision.co.jp

INNERVISION

10月号　第38巻第10号（通巻451号）

令和5年9月25日発行　定価2,500円　年間購読料30,000円（郵便振替 00190-6-53037）

● 発　行　人　古屋敷政幸
● 編　　　集　三橋信宏，水谷高章，岡山典子，田村直美，三浦 翔，庄子祥子
● 制　　　作　坂本淳子，有吉るり子
● 広　　　告　斉藤豪介　● 表紙デザイン　石塚亮事務所
● 発　　　行　（株）インナービジョン　〒113-0033　東京都文京区本郷3-15-1
　　　　　　　TEL 03（3818）3502　FAX 03（3818）3522　http://www.innervision.co.jp
● 印　　　刷　欧文印刷（株）　　　　（禁・無断転載）

URL http://www.innervision.co.jp　　E-mail info@innervision.co.jp

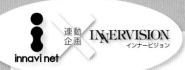

連動
企画 **INNERVISION**
インナービジョン

モダリティ別

〈巻末特集〉
**モダリティ
EXPO**

バイヤーズガイド

画像とITの医療情報ポータルサイト，インナビネットでは，バーチャルな機器展示会場「モダリティEXPO」
を公開中です。これは，各メーカーの展示ブースを設け，製品ラインナップをもれなく展示・紹介するものです。
この「モダリティEXPO」の連動企画として，小誌では「モダリティ別バイヤーズガイド」を巻末特集で掲載し
ています。「モダリティEXPO」の内容をコンパクトに凝縮。モダリティ別にメーカーの製品を紹介しています
ので，インナビネットの「モダリティEXPO」とともに機器導入資料などにご活用ください。

モダリティ　CT関連編

CONTENTS
（新規掲載製品，順不同）

＊本文中の用字・用語は各メーカーの規定に準じています。

お問い合わせ先
（順不同）

●キヤノンメディカルシステムズ株式会社	神奈川県川崎市幸区柳町70-1
	TEL 03-6369-9642　https://jp.medical.canon
	担当部署：CT営業部
●GEヘルスケア・ジャパン株式会社	東京都日野市旭が丘4-7-127
	TEL 0120-202-021　https://www.gehealthcare.co.jp/
	担当部署：CT部
●シーメンスヘルスケア株式会社	東京都品川区大崎1-11-1　ゲートシティ大崎ウエストタワー
	TEL 03-3493-7500　https://www.siemens-healthineers.com/jp/
	担当部署：コミュニケーション部
●株式会社フィリップス・ジャパン	東京都港区港南2-13-37　フィリップスビル
	TEL 0120-556-494　www.philips.co.jp/healthcare
	担当部署：お客様窓口
●富士フイルムヘルスケア株式会社	東京都江東区有明三丁目5番7号　TOC有明イーストタワー
	https://www.fujifilm.com/fhc
●株式会社根本杏林堂	東京都文京区本郷2-27-20
	TEL 03-3818-3541　https://www.nemoto-do.co.jp
●バイエル薬品株式会社	大阪市北区梅田2-4-9　ブリーゼタワー
	TEL 06-6133-6250　https://radiology.bayer.jp/

さらに詳しい
情報は ▶ インナビネット「モダリティ EXPO」へ!!
http://www.innervision.co.jp/expo

次回（2023年11月号）は
放射線治療装置・防護用品編です。

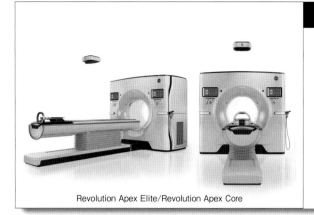

Revolution Apex Elite/Revolution Apex Core

GEヘルスケア・ジャパン株式会社

Revolution Apexシリーズ

「高分解能」「高速化」「カバレージ」「物質弁別」「生産性」のすべてを世界最高水準で追求し，高度な個別化医療へ貢献。

CT　256列/512スライス

● **お問い合わせ先**
GEヘルスケア・ジャパン株式会社
東京都日野市旭が丘
4-7-127
TEL 0120-202-021
https://www.gehealthcare.co.jp/
担当部署：CT部

Revolution Apexシリーズは，CT装置の基本性能として重要となる低線量かつ高分解能・高速撮像・広範囲撮像に加え，付加価値の高い機能情報の提供，AI・自動化技術を用いた再現性の高い検査を効率的に運用することを可能とし，より精密で正確な検査・診断に貢献します。Revolution Apexシリーズを通じて，心臓・循環器領域，腫瘍・オンコロジー領域での微細構造の明瞭化，早期診断，定量的評価，手術に直結する術前画像シミュレーション，そしてAIを用いて労働環境や生産性の向上に貢献します。

● 微細構造の明瞭化を実現し，さらなる診断能向上に寄与 High-Resolution Mode
● 心臓検査を支える超高速0.23秒回転とモーション抑制アルゴリズム SnapShot Freeze2.0
● 従来の形態評価から，付加価値の高い機能評価を実現 Gemstone Spectral Imaging
● Deep learningを用いた画像再構成アルゴリズム TrueFidelity™ Imaging
● AI・自動化技術が支える効率的かつ再現性の高い検査運用 Effortless Workflow

標準システム構成	●走査ガントリ　●撮影テーブル　●オペレータコンソール　●画像再構成ユニット　●品質管理&キャリブレーションファントム，各種固定帯，椅子など
主な仕様	●フルデジタルGemstone Clarity Detector (160mmカバレージ)　●3D collimator　●高出力X線管Quantix™ X-Ray Tube　●極小焦点 1.0mm×0.7mm　●最大1300mA　●0.28秒スキャン全身対応 (0.23秒スキャンオプション)　●2460Hzサンプリングレート　●最高速283.4mm/s ヘリカルスキャン　●自動管電流制御機能 3D mA Modulation　●自動臓器別管電流制御機能 Organ Dose Modulation (ODM)　●自動撮影範囲調整機能 Smart Plan　●自動撮影条件調整機能 Auto Prescription　●GSI Xtream (Dual Energy撮影)　●TrueFidelity (Deep Learning Image Reconstruction)　●逐次近似応用画像再構成法 ASiR-V　●1024マトリックス画像再構成　●逐次近似応用金属アーチファクト低減アルゴリズム Smart MAR　●Direct MPR機能　●タブレット操作機能 Xtream Tablet

製品名：全身用X線CT診断装置マルチスライスCTスキャナ Revolution　医療機器認証番号：226ACBZX00011000
販売名：アドバンテージワークステーション　医療機器認証番号：20600BZY00483000

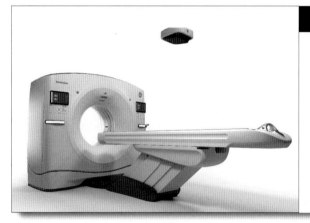

GEヘルスケア・ジャパン株式会社

Revolution Ascend

AIとCTの融合により，精度の高い検査を効率良く実現するPremium AI CT。

CT　64列/128スライス

● **お問い合わせ先**
GEヘルスケア・ジャパン株式会社
東京都日野市旭が丘
4-7-127
TEL 0120-202-021
https://www.gehealthcare.co.jp/
担当部署：CT部

Revolution Ascendは，CT検査で課題とされている検査工程を1から見直し，各工程においてAIならびに自動化の技術を採用することで，煩雑であったCT検査の流れを大きく改善しました。また，撮影技術にかかわる工程においても，自動化技術を用いることにより，従来の装置では操作者に依存していた作業工程を標準化することが可能となりました。
AIならびに自動化技術の進歩により，人材不足やローテーションによるCT検査のバラツキを解消するとともに，再現性の高いCT検査を安定的に実施することが可能となり，プレシジョン・ヘルスの前進に貢献します。

● AI・自動化技術が支える効率的かつ再現性の高い検査運用 Effortless Workflow
● Deep learningを用いた画像再構成アルゴリズム TrueFidelity™ Imaging
● 心臓検査を支えるモーション抑制アルゴリズム SnapShot Freeze2.0
● 従来の形態評価から，付加価値の高い機能評価を実現 Clarity Imaging Chain

標準システム構成	●走査ガントリ　●撮影テーブル　●オペレータコンソール　●品質管理&キャリブレーションファントム，各種固定帯，椅子など
主な仕様	●フルデジタルLumex Clarity検出器 (40mmカバレージ)　●液体金属ベアリング高出力X線管Performix40 Plus　●最大460mA/560mA　●0.35秒スキャン全身対応　●2811Hzサンプリングレート　●最高速175mm/s ヘリカルスキャン　●自動管電流制御機能 3D mA Modulation　●自動臓器別管電流制御機能 Organ Dose Modulation (ODM)　●自動撮影範囲調整機能 Smart Plan　●自動撮影条件調整機能 Auto Prescription　●TrueFidelity (Deep Learning Image Reconstruction)＊　●逐次近似応用画像再構成法 ASiR-V　●1024マトリックス画像再構成　●逐次近似応用金属アーチファクト低減アルゴリズム Smart MAR　●Direct MPR機能　●タブレット操作機能 Xtream Tablet

＊一部オプション仕様含む

製品名：全身用X線CT診断装置 Revolution Ascend　医療機器認証番号：302ACBZX00041000
製品名：e.Box (イーボックス)　医療機器認証番号：230ACBZX00001000
販売名：アドバンテージワークステーション　医療機器認証番号：20600BZY00483000

詳しくは インナビネットで ⟶ http://www.innervision.co.jp/expo

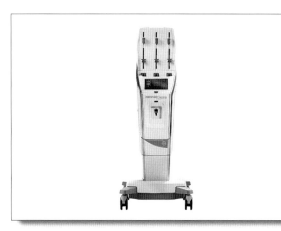

バイエル薬品株式会社

MEDRAD® Centargo CT インジェクション システム

シリンジ製剤からマルチユースシステムの新たな時代へ

Do Less Care More　雑務を減らし、患者さまに集中できるようにサポートします

● お問い合わせ先

バイエル薬品株式会社
大阪市北区梅田2-4-9
ブリーゼタワー
TEL 06-6133-6250
https://radiology.
bayer.jp/
RAD-CS@bayer.com

CT用造影剤自動注入装置

MEDRAD® Centargo CT インジェクション システムは、24時間の連続使用を可能とする新たなCT用造影剤自動注入装置です。

従来のシリンジ製剤と自動注入器を見直し、エアマネジメントをはじめとした手動で行っていた作業を自動化することによって、インジェクタのタッチタイムの削減を実現しました。

医療従事者の負担軽減、安全かつ信頼性が高く、効率の良い検査、消耗品の使用量を抑える経済性の追求により、これまでになかった造影検査を提供します。

● 検査効率の向上　　● 安全機能の充実
● 高品質の検査実施　● 環境性・経済性の向上

主な仕様	●注入量設定範囲：1～200mL/シリンジ（最小設定単位 1mL）　●注入速度設定範囲：0.1～10mL/秒（最小設定単位 0.1mL/秒）　●制限注入圧設定範囲：50～300psi（設定単位 1psi）、kPaまたはkg/cm²表示に変更可　●ディレイ設定：1～900秒（設定単位 1秒）　●ポーズ機能：最大20分間　●充填用造影剤/生理食塩液：造影剤：50～500mL、生理食塩液：50～1000mL　●注入液用容器（容量）：200mL×3（造影剤用×2、生理食塩液用×1）　●設定可能注入フェーズ：1注入あたり最大6フェーズ、Dualflow、1検査あたり最大10注入　●スクリーン：スキャン室および操作室の各々に設置、Wi-Fi接続、フルカラー、タッチスクリーン　●エア検出機能：インレットエアセンサ（3か所）およびアウトレットエアセンサ（1か所）により、容器内およびライン内のエア検出　●バッテリー性能：16時間以上（約60回の注入相当）　●プライムコンテナ（容量）：680mL　●電源：100-240VAC Centargo専用　ディスポーザブル ●CENT-DS デイセット　●CENT-PL 患者ライン　●CENT-RS スパイク（取替用）

〈インジェクタ本体〉管理医療機器：多相電動式造影剤注入装置　販売名：Centargo CTインジェクションシステム
認証番号：302AABZX00091000　製造販売元：バイエル薬品株式会社
〈専用消耗品〉管理医療機器：造影剤用輸液セット　販売名：Centargo ディスポーザブルセット
認証番号：303AABZX00003000　製造販売元：バイエル薬品株式会社
回覧承認番号 PP-M-CEN-JP-0044-29-08

---

i innavi net　モダリティ EXPO　既存製品一覧（順不同）　詳しい情報は，**モダリティ EXPO** で検索

●キヤノンメディカルシステムズ株式会社	
CT	・Aquilion ONE / PRISM Edition　・Aquilion Precision　・Aquilion ONE / NATURE Edition ・Aquilion Prime SP　・Aquilion Serve・Aquilion Lightning / Helios Edition ・Aquilion Lightning　・Aquilion Start　・Aquilion Exceed LB　・Aquilion LB
●GEヘルスケア・ジャパン株式会社	
CT	・Revolution CT　・Revolution Frontier　・Revolution Maxima ・Revolution ACT　・Discovery RT
●シーメンスヘルスケア株式会社	
CT	・NAEOTOM Alpha　・SOMATOM Drive　・SOMATOM X.cite ・SOMATOM Definition Edge　・SOMATOM go.Top　・SOMATOM go　・SOMATOM go.Up
●株式会社フィリップス・ジャパン	
CT	・Spectral CT 7500　・Incisive CT（インサイシブ シーティー） ・CT 6000 iCT　・IQon スペクトラル CT　・Access CT
●富士フイルムヘルスケア株式会社	
CT	・SCENARIA View Plus（シナリア ビュー プラス）　・SCENARIA View（シナリア ビュー） ・Supria Optica（スプリア オプティカ）　・Supria Grande FR（スプリア グランデ エフ アール） ・Supria Advance FR（スプリア アドバンス エフ アール）
●株式会社根本杏林堂	
CT周辺機器	・DUAL SHOT GX 7　・LDI　・Split-Bolus Protocol

第105回日本消化器内視鏡学会総会ランチョンセミナー9

［2023年5月25日　グランドプリンスホテル新高輪国際館パミール］
共催：キヤノンメディカルシステムズ株式会社

胆膵内視鏡 up to date
～Cアーム X線 TV システムの有効活用法～

司会：真口 宏介先生（手稲渓仁会病院 教育研究センター/亀田総合病院 消化器内科）

胆膵内視鏡 up to date
～Cアーム X線 TV システムの有効活用法～

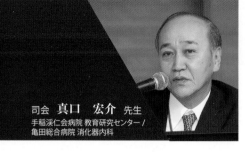

司会　真口　宏介　先生
手稲渓仁会病院 教育研究センター /
亀田総合病院 消化器内科

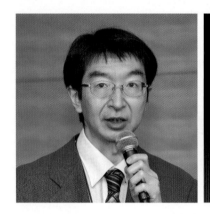

Cアームの角度調整と新画像処理条件を駆使した ERCP 関連手技

講演 1

東京女子医科大学附属八千代医療センター 内視鏡科/消化器内科　杉山　晴俊　先生

当院は、地域中核病院として最新の医療技術の提供に努めており、2021年10月には、キヤノンメディカルシステムズ社製Cアーム X線TVシステム「Ultimax-i」を導入した（図1）。2006年の開院当初は年間100件程度であった内視鏡的逆行性胆道膵管造影（ERCP）は、現在約300件にまで増加している。本講演では、Ultimax-iや、2023年に新たに導入した新画像処理条件を活用した ERCP関連手技について報告する。

ERCPにおける「見やすさ」の重要性

　ERCPは、医師にとってマルチタスクを要求される手技である。術者としてスコープ操作を行いつつ、ほかのスタッフとコミュニケーションを取り、併せて内視鏡画像と透視像を同時に確認する必要があることから、透視像の視認性が低いと非常にストレスとなる。したがって、画像の「見やすさ」こそが、術者のストレスを低減するために重要である。画像が見やすくなることで手技時間を数秒でも短縮できれば、患者のストレス低減に

もつながる。また、「よく見える」ことにより、術者と助手、診療放射線技師、看護師など手技にかかわるチーム内で同じ目標を達成するためのコミュニケーションが取りやすくなる。

Ultimax-iと新画像処理条件の導入

　当院では、2021年10月にUltimax-iが稼働を開始した。Ultimax-iは、Cアームを回転させることで、患者の移動や体位変換を行うことなくさまざまな角度での観察が可能であり、最適な視野の確保や三次元的な

情報を安全に取得することができる。

　また、2023年より、デバイスの視認性を向上する新画像処理条件を使用している。新画像処理条件は、術者が見たい部分のみを強調し、手技を行いやすくすることができる。ERCP関連手技では、ガイドワイヤやバスケット、ステントなどのデバイス、造影剤などを強調し、より視認性を向上することが可能である。Ultimax-iでは、まず、照射線量を従来比65%低減する高画質・低線量検査コンセプト「octave SP」により、被ばくを低減しつつ、より高画質な透視像が得られている。図2は、従来とoctave SP

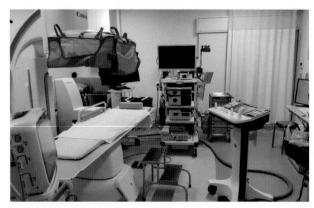

図1　当院で稼働しているキヤノンメディカルシステムズ社製
　　　Cアーム X線 TVシステム Ultimax-i

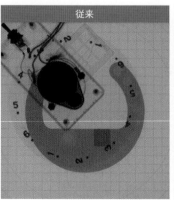
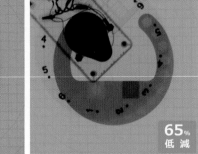

図2　高画質・低線量検査コンセプト octave SP

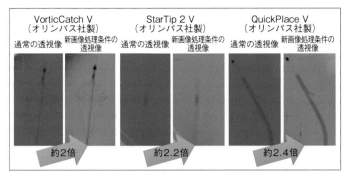

VorticCatch V
（オリンパス社製）

StarTip 2 V
（オリンパス社製）

QuickPlace V
（オリンパス社製）

通常の透視像　新画像処理条件の透視像　通常の透視像　新画像処理条件の透視像　通常の透視像　新画像処理条件の透視像

約2倍　約2.2倍　約2.4倍

図3　通常の画像処理条件と新画像処理条件のコントラスト比較

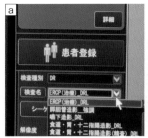
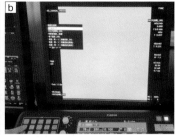

図4　新画像処理条件への切り替え
a：操作室での切り替え（マウス）
b：遠隔/近接操作卓での切り替え（キーパッド）

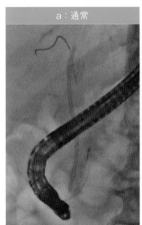
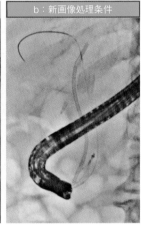

a：通常　　b：新画像処理条件

図5　プラスチックステントおよびバスケット使用例
パルス透視15fps
採石バスケット：VorticCatch V（オリンパス社製）、ステント：Flexima
Biliary Stent System（ボストン・サイエンティフィック社製）

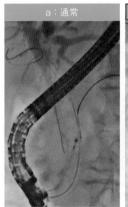
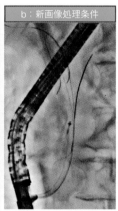

a：通常　　b：新画像処理条件

図6　複数のガイドワイヤ使用例
パルス透視15fps
採石バスケット：VorticCatch V（オリンパス社製）

の透視像の比較であるが、octave SPを適用した画像では、照射線量を65％低減しても非常に高画質である。

一方、ERCPの手技に当たり、透視像の不明瞭な部分については、術者が頭の中で補いながら行っているため、ストレスがかかる。新画像処理条件により、ワイヤやデバイスが強調される。**図3**は通常の画像処理条件と新画像処理条件のコントラストの比較であるが、新画像処理条件を用いた透視像では、コントラストが約2〜2.4倍に改善し、各デバイスの視認性が向上している。これにより、カテーテル先端の把握が容易となるほか、ガイドワイヤがレールとして描出され、バスケットワイヤやステント端のフラップも鮮明に視認できる。

なお、通常の画像処理条件から新画像処理条件への切り替えは、マウスやキーパッドで操作室と撮影室のいずれでも瞬時に行うことができる（**図4**）。

新画像処理条件による
デバイスの視認性向上

新画像処理条件を使用し、デバイスの視認性が向上した症例を紹介する。

図5は、胆道砕石術と胆管ステント留置術を行った症例である。砕石術後に胆石が残存したためプラスチックステントを留置したところ、胆管内にステントが迷入した。ステントと残石の回収には採石バスケットを使用した。新画像処理条件を適用したところ、ステント下端のフラップや、採石バスケットのワイヤおよびガイドワイヤが明瞭と

なり、ステント回収（手技）を容易に行えた。

図6は、胆囊炎と胆管結石性胆管炎の治療例で、膵管、胆囊、胆管に計3本のガイドワイヤを挿入した。通常の透視像でもある程度視認できるが、新画像処理条件に切り替えることでガイドワイヤの視認性が向上した。

図7は、胆管狭窄治療例である。新画像処理条件では、造影剤使用時でも金属ステントの展開が明瞭に確認できた。また、ERCP後膵炎対策として細径（4〜5Fr）の自然脱落式膵管ステントを使用した場合も、輪郭まで明瞭に確認できた（**図8**）。

KEY SENTENCE

▌新画像処理条件により、各デバイスの視認性が向上し、術者のストレスが軽減する。

▌CアームX線TVシステムを活用することで体位変換が難しい患者の透視が容易となるほか、
▌アンダーチューブ方式でX線照射を行うことで、術者の水晶体被ばくが低減する。

▌Cアームと新画像処理条件を活用することで、見たい部分がより見やすくなり、
▌術者の負担軽減や手技時間の短縮につながる。

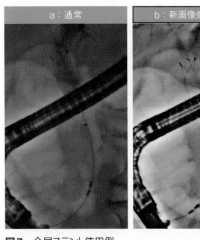

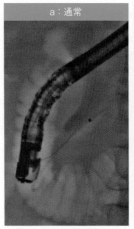

図7 金属ステント使用例
パルス透視15 fps
ステント：Niti-S Biliary stent（アンカバード、10 mm×80 mm、センチュリーメディカル社製）

図8 自然脱落式膵管ステント使用例
パルス透視15 fps
ステント（膵管）：Advanix Pancreatic Stent（ピックテール、5 Fr、5 cm、ボストン・サイエンティフィック社製）

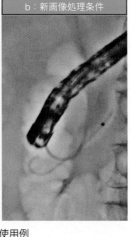

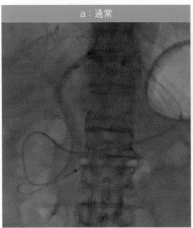

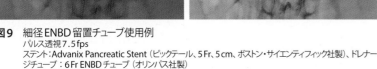

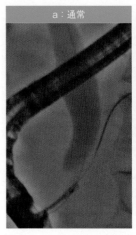

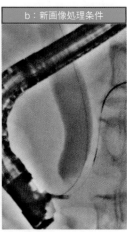

図9 細径ENBD留置チューブ使用例
パルス透視7.5 fps
ステント：Advanix Pancreatic Stent（ピックテール、5 Fr、5 cm、ボストン・サイエンティフィック社製）、ドレナージチューブ：6 Fr ENBDチューブ（オリンパス社製）

図10 ガイドワイヤ使用例（生検時）
パルス透視15 fps
生検鉗子：EndoJaw（オリンパス社製）

　内視鏡的経鼻胆管ドレナージ術（ENBD）では、患者の負担を考慮して6 Frの細径ENBD留置チューブを使用しているが、新画像処理条件により、チューブがより鮮明に描出される（**図9**）。さらに、新画像処理条件によりガイドワイヤの視認性が向上したことで、胆管生検時に生検鉗子で誤ってガイドワイヤを把持してしまうケースが減少した（**図10**）。

Cアームの有用性

　CアームX線TVシステムを未導入の施設では、目的とする部位の透視が難しいケースの対処法として、患者の体を傾けるか、スコープのポジションを変える、あるいは我慢して手技を継続するかのいずれかが考えられる。しかし、①亀背や頸部の痛み、気管内挿管や人工呼吸器装着中、腹部膨満などの理由から腹臥位を取れない、②スコープが抜けやすい症例や、体重が重い、体幹の固定具を使用中などの理由で患者の体を持ち上げられない、などの場合には、Cアームが有用である。Cアームは、角度調整が片手で容易に行える上、X線照射を下から行うアンダーチューブ方式では、術者の水晶体被ばくも低減する（**図11**）。

　肝門部、肝内胆管、膵管に対しては、Cアームがない場合は患者の左側を持ち上げる必要があり、患者とスタッフ双方の負担となるが、Cアームがあれば、アームを正面から20°、あるいはそれ以上回転させることで対応可能となる。

Cアームと新画像処理条件の活用例

　以下に、当院でのCアームと新画像処理条件の活用例を提示する。

●症例1：左肝内胆管狭窄（図12）

　左肝内胆管は椎骨と重なって描出されることがよくあるが、本症例も末梢側の肝内胆管が拡張し、狭窄部が完全に椎骨と重なっていた。また、左肝内胆管はtangent方向に位置し、狭窄長の評価が難しいケースがある。しかし、Cアームの角度を適切に調整することで、椎骨と重なることなく、狭窄長を計測しやすい画面を表示することが可能となる。

●症例2：胆管狭窄（図13）

　本症例は、胆管結石治療を複数回にわたり行ったが、胆管炎を繰り返すことから検査目的で入院した。左肝内胆管の形状が若干いびつであったが、椎骨と重ならないよう造影し、胆管の評価を行った。新画像処理条件を用いたことでカテーテルの視認性が

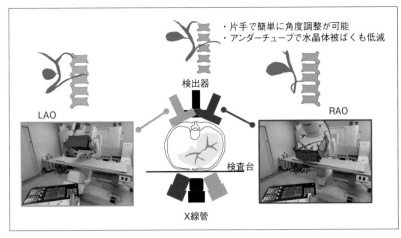

図11　Cアームの有用性

・片手で簡単に角度調整が可能
・アンダーチューブで水晶体被ばくも低減

LAO　　RAO

検出器

検査台

X線管

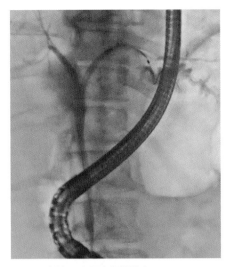

図12　症例1：左肝内胆管狭窄
　　　パルス透視7.5fps

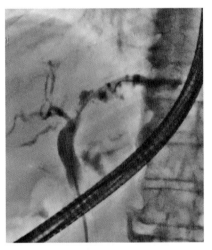

図13　症例2：胆管狭窄
　　　パルス透視7.5fps
　　　新画像処理条件

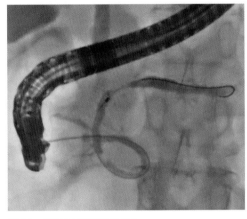

図14　症例3：膵管拡張精査
　　　パルス透視7.5fps

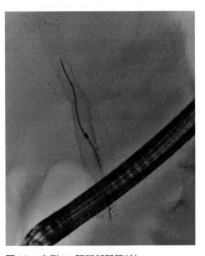

図15　症例4：肝門部胆管がん
　　　パルス透視7.5fps

向上し、カテーテルを奥まで挿入して狭窄を正確に評価できた。続いて行ったブラシ細胞診では、新画像処理条件によりガイドワイヤが明瞭となり、ガイドワイヤと細胞診ブラシの位置関係を容易に確認できた。

●症例3：膵管拡張精査（図14）

膵管の評価においても擦過細胞診の重要性が指摘されている。本症例は、MRIやCTの画像では腫瘍が確認できなかった。ERCPでは正面からの透視像では椎骨と狭窄部が重なっていたが、Cアームの角度調整により、膵管の評価やブラシ細胞診が可能であった。

●症例4：肝門部胆管がん（図15）

肝門部～肝内胆管狭窄や前区域・後区域分岐の評価、ガイドワイヤによる枝の選択、複数本の金属ステント留置に際しては、胆管を三次元的にとらえる必要がある。最近は、金属ステントのre-interventionも可能で

あるとの報告が増加しているが、2D画像では問題ないように見えても、実際には困難なケースも多い。

本症例は、金属ステント3本を留置後10か月で肝B8に膿瘍が生じ、ステントが変形したため、金属ステントのre-interventionとドレナージを行った。当初表示していた角度で問題なくガイドワイヤを進められると考えたが困難であり、Cアームの角度を変えたところ、実際には方向がずれていると判明したので、ガイドワイヤをいったん引いて再度挿入したところ、問題なくルートを確保できた。このように、肝門部においてはdimensionを変更することが重要なポイントとなる。

まとめ

Ultimax-iのCアームを活用することで、

目的部位をより見やすい角度で表示可能となる。また、体位変換が不要となり、スタッフのストレスが軽減するほか、バイタルチェックやガイドワイヤ操作に集中できるようになり、手技時間の短縮や患者のストレス軽減につながる。

さらに、Cアームに新画像処理条件を加えることで、見たい部分がより鮮明に描出されるようになった。新画像処理条件は、ワンタッチで切り替えが可能なため、当院では普段から積極的に使用するようにしている。

＊記事内容はご経験や知見による、ご本人のご意見や感想が含まれる場合があります。

一般的名称：据置型デジタル式汎用
　　　　　　X線透視診断装置
販売名：多目的デジタルX線TVシステム
　　　　Ultimax-i DREX-UI80
認証番号：221ACBZX00010000

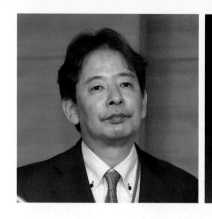

Cアーム X線 TVシステムを用いた胆道癌診断

名古屋大学大学院医学系研究科 消化器内科学　**川嶋　啓揮** 先生

1999年4月に開設された当院の光学医療診療部は、2018年1月に現在の診療棟に移転した。超音波内視鏡室と透視室を各2室、超音波室5室を備え、内視鏡的逆行性胆管膵管造影（ERCP）などを行っている。本講演では、キヤノンメディカルシステムズ社製CアームX線TVシステム「Ultimax-i」を用いた当院の胆道がん診療の実際を、症例を踏まえて紹介する。

Cアーム X線 TVシステムの特徴

Ultimax-iは、Cアームを左右/尾頭に回転させることで、通常の体位変換では対応できない角度からでもX線照射が可能となる。また、Cアームの回転によって、X線照射を上から行うオーバーチューブと下から行うアンダーチューブが可能であり、アンダーチューブでは散乱線が足元方向に発生するため、医療従事者の被ばく低減につながる（**図1**）。

金沢大学病院でCアームX線TVシステムを用いて室内の散乱線量分布を測定した検討では、オーバーチューブは高さ150cm以上での散乱線量が5.7mSv/hであったのに対し、アンダーチューブは0.11mSv/hでオーバーチューブの1.9%であった[1]。また、X線防護垂れの使用により、散乱線量がさらに低下することが示された。

当院の胆道がん診療の流れ

当院の胆道がん診療の流れは、まず、胆道がん疑い例に対してダイナミックCT撮影を行い、転移の有無を判断する。転移がなく手術可能と思われる場合は、外科医と相談しながらERCPや管腔内超音波検査法（IDUS）、まれに経口的胆道鏡検査（POCS）を行う。

胆管生検の感度は通常、約50%とされているが、当院の症例について検討したところ、患者ごとの検討では63.6%（278/437例）、組織検体ごとでは59.6%（472/792例）であった[2]。肉眼型による検討では、乳頭型と結節型では68.4%と比較的高く、平坦型では47.7%であった。

また、従来の報告では、内視鏡的乳頭括約筋切開術（EST）施行例やステント留置例は炎症の所見が強く、病理検査の感度が低下するという指摘があった。しかし、当院の検討では、EST施行の有無ではほぼ差がなく、ステント留置例ではやや感度が高い傾向があるという結果であった。病変の部位別では、遠位部が肝門部領域より感度が高かった。さらに、黄疸がある症例が高感度である点は従来の報告と同様であったが、胆管炎の有無による感度の差は生じないことを確認している[3]。

肉眼型による胆道がんの分類と診断

胆道がんのうち、乳頭型や結節型は表層進展が多く、腫瘍自体の進展は緩やかである。乳頭型・結節型の良性腫瘍は胆管領域ではほぼ見られないため、診断は容易である。表層進展が少ない平坦型は悪性度が高いケースが多く、浸潤速度が速い。また、IgG4関連硬化性胆管炎（IgG4-SC）や良性胆管炎は、平坦型の胆道がんと類似した所見となるため、悪性度が高い上に質的診断が難しい。そのため、われわれ内視鏡医は質的診断に重きを置く必要がある。

当院では、肉眼型が乳頭型・結節型の場合はマッピングバイオプシーに重点を置き、狭窄部の検体採取は1、2検体で十分と考えている。一方、平坦型の場合は悪性のエビデンスを得ることを重視し、狭窄部で3検体以上を採取する。さらに、生検で診断がつかない場合は、ステロイド治療をしたり、超音波内視鏡下穿刺吸引術（EUS-FNA）を施行して診断することもある。

症例提示

●症例1：IgG4-SC（70歳代、男性）（図2）

本症例は、IgG4値は37.1mg/dLの正常値であり、IDUSでは表面に若干凹凸が見られ、良悪性の鑑別は困難であった。生検の結果、病理学的な悪性所見はなく、IgG4の免疫染色も陰性であった。しかし、狭窄が強いにもかかわらず黄疸がほとんど見られなかったため、ステロイド治療を行った結果、1か月後に改善した。

●症例2：肝門部領域胆道がん（40歳代、男性）（図3）

本症例は、狭窄が強いにもかかわらずビリルビン値は0.8g/dLと低く、一方でIgG4値は159mg/dLとやや高値であった。また、IDUSでは上皮性の所見は乏しく、上

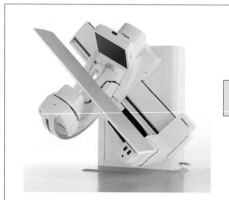

· Can be converted to over tube and under tube.

Reduction of radiation exposure for medical personnel

· Movable arms on left-right side and cranial-caudal side

図1　キヤノンメディカルシステムズ社製CアームX線TVシステムUltimax-i

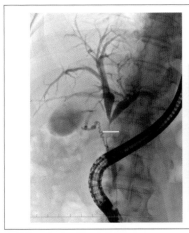
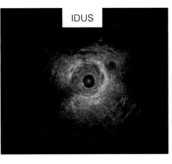
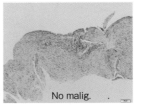
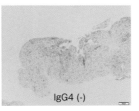

70's Male
T-bil : 2.5 g/dL
IgG4 : 37.1 mg/dL

IDUS

No malig.

IgG4 (-)

図2 症例1：IgG4-SC（70歳代、男性）

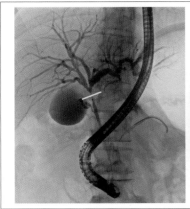
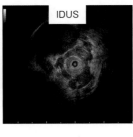
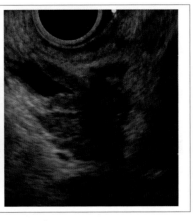

40's Male
T-bil : 0.8 g/dL
IgG4 : 159 mg/dL

IDUS

図3 症例2：肝門部領域胆道がん（40歳代、男性）

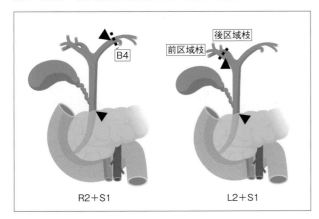

後区域枝

前区域枝

B4

R2+S1

L2+S1

図4 胆管生検を行う部位

ERCPを行ったところ、狭窄の悪化が確認された。生検では2検体採取し、いずれも悪性所見は見られなかったが、画像所見からIgG4-SCとは考えられなかったため、外科手術を行ったところ、低分化腺癌で病期はpT2a（SS）であり、胆道がんの診断の難しさが実感される症例であると言える。

なお、EUS-FNAはERCPを用いた経乳頭的胆管生検より感度が高いとする報告があり、『胆道癌診療ガイドライン』（日本肝胆膵外科学会）の旧版にも引用されている。しかし、その報告には膵腫瘍症例が多く含まれており、それらの症例ではERCPとEUS-FNAの間に有意差が見られるが、胆管がん症例における感度は同等であった。そのような点を考慮し、当院では手術前症例でのEUS-FNAは避け、胆管外病変が大きい症例ではEUS-FNAを施行するのが有用ではないかと考えている。

Cアームを用いたERCPの実際

以下に、Ultimax-iのCアームを用いたERCPの症例を供覧する。

胆管生検は、右葉（R2）＋尾状葉（S1）切除予定症例ではB4の合流部と膵上縁、左葉（L2）＋尾状葉（S1）切除予定症例では膵上縁で組織を採取する（**図4**）。前区域の合流部と左右の合流部を透視下で確認し、生検を行う。

皮性腫瘍ではないと思われた。本症例はカニュレーションが難しく、生検鉗子を挿入すると膵炎が生じる懸念があり、また、リンパ腫が疑われたため、経乳頭的生検を行わずEUS-FNAを施行した。その結果、リンパ球浸潤はあったものの悪性所見は見られず、黄疸症状もなかったことから経過観察とした。しかし、1か月後に黄疸症状が現れ、

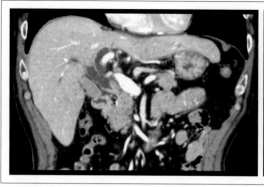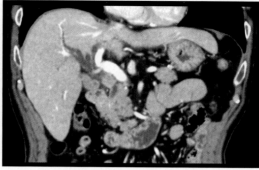

70's Male
T-bil：7.2g/dL
IgG4：43mg/dL
High-cut PD

図5 症例3：遠位胆道がん（70歳代、男性）

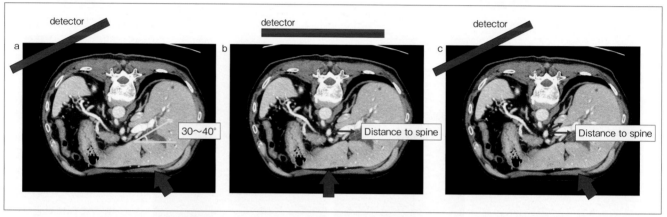

detector

a
30〜40°

detector

b
Distance to spine

detector

c
Distance to spine

図6 症例3：左右胆管の位置とCアームの角度

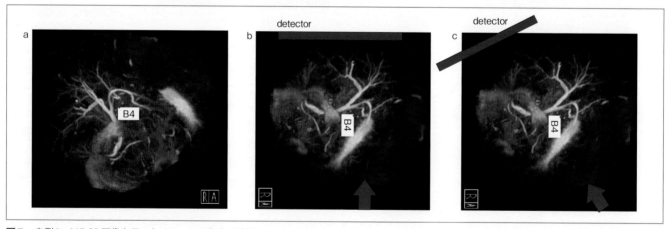

a
B4
R A

detector

b
B4

detector

c
B4

図7 症例3：MRCP画像を用いたCアームの角度の検討

●**症例3：遠位胆道がん（70歳代、男性）**

本症例は結節型腫瘍があり、上流側の拡張が見られた（**図5**）。膵頭十二指腸切除術は必要であると考えられ、上流側の進展範囲診断目的にERCPを施行した。

通常、左右の胆管は約30°〜40°傾いているため、Cアームを回転させることで正面視できる（**図6 a**）。一方、背骨に対して正面視した場合は、左右の合流部と背骨の間には距離があるが（**図6 b**）、Cアームを斜めに傾けると距離が短くなる（**c**）。特にC

アームを回転させ、左右胆管の分岐を明瞭に描出しようとすると、左胆管は背骨と重なる部分が多くなる。そのため、Cアームの角度は症例に応じて判断する必要がある。

また、本症例のMR胆管膵管撮影（MRCP）の画像を用いて、ERCPにおけるCアームの角度について検討した。B4を正面視する角度ではB2＋3と重なるが（**図7 b**）、斜めから見る角度にMRCP画像を回転させるとB4が分離して見えることがわかる（**c**）。この結果により、Cアームを足

側に回転させたことでB4合流部の形態が明確に描出されたことが理解できる（**図8**）。

当院のマッピングバイオプシーの成績

当院におけるマッピングバイオプシーの結果を示す。肝門部では、200例中162例に対して生検を行い、成功率は66%であった。下部胆管は96.4%、右胆管は60.9%とやや低く、左胆管が72%であった。右胆管の成功率が低いのは、左三区域切除例など、

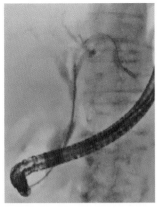

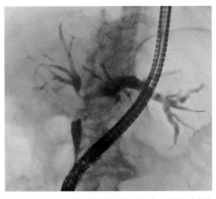

図8 症例3：最適なCアーム角度でのB4の描出

図9 症例4：肝門部領域胆道がん（70歳代、女性）

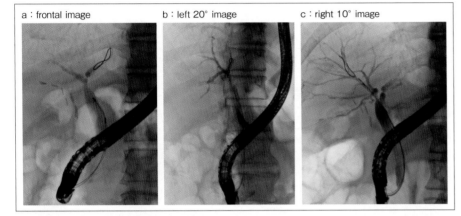

a: frontal image　　　b: left 20° image　　　c: right 10° image

図10 症例5：肝門部領域胆道がん（60歳代、男性）

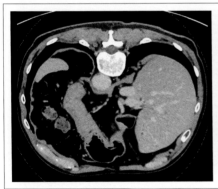

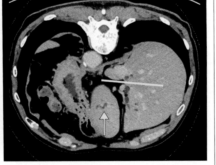

図11 症例5：CT画像を用いた胆管枝角度の推定

功率は以前より低下している。なお、膵炎などの有害事象の発現率はいずれも変わらず、胆管炎や出血などはほとんど生じなかった。

●症例5：肝門部領域胆道がん（60歳代、男性）

本症例は、正面視では確認できる左右分岐部が（**図10 a**）、Cアームを左方向に20°回転させると見えなくなり（**b**）、右方向に10°回転させることで明瞭に視認可能となった（**c**）。CT画像を確認したところ、この患者の腹腔内脂肪が多く、腹臥位で肝臓が腹腔内脂肪で圧迫されることにより角度が変わっていることが判明した（**図11**）。このように肥満の強い症例では注意が必要である。

まとめ

CアームX線TVシステムUltimax-iは、体位変換では最適な角度にすることが困難な症例にも対応可能なほか、アンダーチューブとすることで医療従事者の被ばくも低減する。また、胆道がん診断における生検は肉眼型に応じて適宜行うべきである。左右合流部やB4合流部の確認などに当たっては、Cアームを左右方向（LAO/RAO）40°以上だけではなく、尾頭方向（CRA/CAU）にも回転させることが適切である。

＊記事内容はご経験や知見による、ご本人のご意見や感想が含まれる場合があります。

●参考文献
1) 松原孝祐：ERCP時の被ばく低減をめざして―内視鏡医が知って得るX線防護―～放射線防護の専門家の立場から～. JDDW2019 KOBE.
2) Kawashima, H, et al.：Endoscopic management of perihilar cholangiocarcinoma. *Dig. Endosc.*, 34（6）：1147-1156, 2022.
3) Aoki, T., et al.：Endoscopic sphincterotomy and endoscopic biliary stenting do not affect the sensitivity of transpapillary forceps biopsy for the diagnosis of bile duct adenocarcinoma. *BMC Gastroenterol.*, 22（1）：329, 2022.

後枝の頂部を採取する必要がある症例が多いという当院の特性によるものと思われる。なお、感度は44.1％、正確性（accuracy）は81.3％であった。

●症例4：肝門部領域胆道がん（70歳代、女性）（図9）

本症例は、右葉尾状葉切除予定の症例である。左胆管の造影を行い、Cアームを足側に回転させることで、当初確認できなかったB4合流部が明瞭に確認できた。体位変換ではこのような動きは不可能であり、Cアー

ムの有用性を示す一例である。

また、本症例は左胆管の屈曲が強く、シースを用いて生検を行ったが、シース使用時はガイドワイヤをいったん抜去する必要があるため、2本のガイドワイヤを使用するケースが多い。当院でのマッピングバイオプシーの成功率は、従来の生検鉗子を用いた場合は58％であったのに対し、シースを用いた場合は95％であった。検討に当たり、生検鉗子では困難であった場合にシースを用いることを条件としたため、生検鉗子での成

一般的名称：据置型デジタル式汎用X線透視診断装置
販売名：多目的デジタルX線TVシステム Ultimax-i DREX-UI80
認証番号：221ACBZX00010000

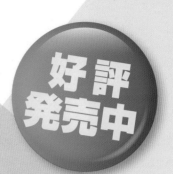

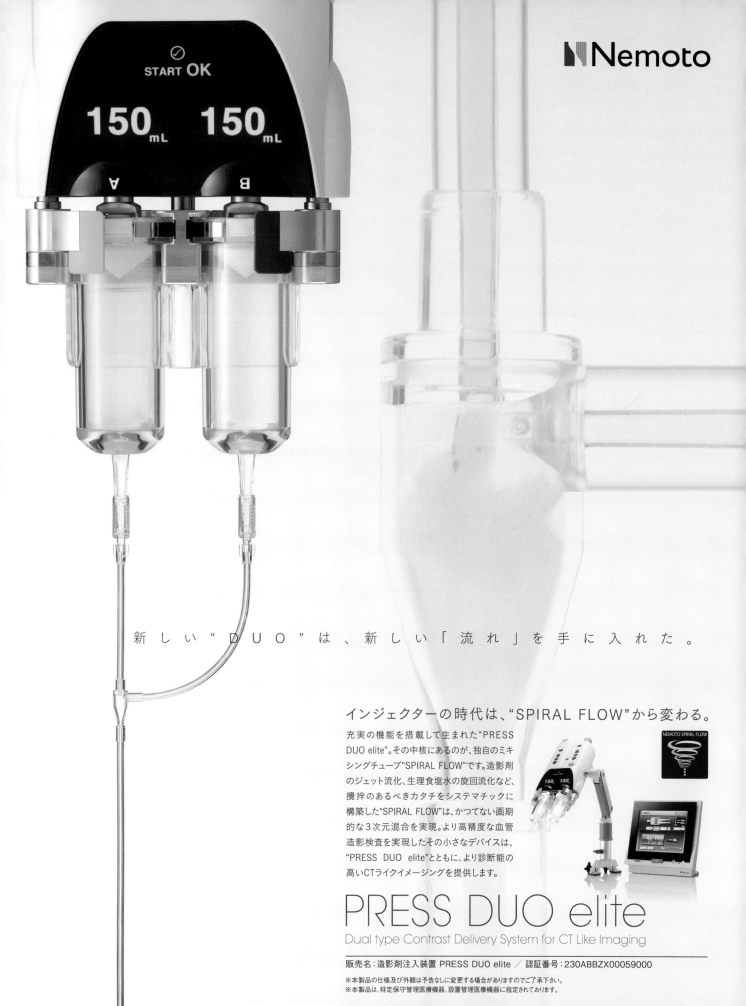